面部分区注射解剖图谱

Atlas of Facial Regional Dissection and Anatomy for Injection

主审　徐　飞

编著　金光龙

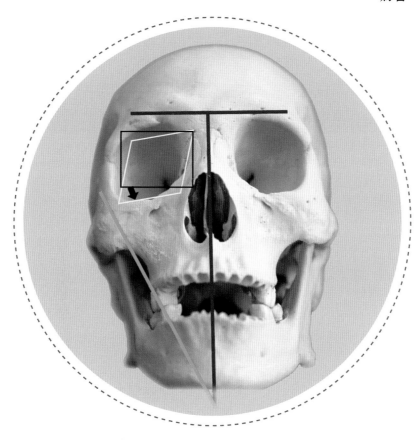

辽宁科学技术出版社
·沈阳·

图书在版编目（ＣＩＰ）数据

面部分区注射解剖图谱 / 金光龙编著 . —沈阳：辽宁
科学技术出版社，2019.5

ISBN 978-7-5591-1069-5

Ⅰ.①面… Ⅱ.①金… Ⅲ.①面－注射－整形外科手
术－图谱 Ⅳ.①R622-64

中国版本图书馆CIP数据核字（2019）第027142号

出版发行：辽宁科学技术出版社
　　　　　（地址：沈阳市和平区十一纬路25号　邮编：110003）
印　刷　者：辽宁新华印务有限公司
经　销　者：各地新华书店
幅面尺寸：210 mm × 285 mm
印　　张：16
插　　页：4
字　　数：300千字
出版时间：2019 年 5 月第 1 版
印刷时间：2019 年 5 月第 1 次印刷
责任编辑：凌　敏
封面设计：义　航
版式设计：义　航
责任校对：尹　昭　王春茹

书　　号：ISBN 978-7-5591-1069-5
定　　价：198.00元

投稿热线：024-23284363
邮购热线：024-23284502
邮　　箱：lingmin19@163.com
http：//www.lnkj.com.cn

《面部分区注射解剖图谱》编委会

编　著　金光龙

副主编（按姓氏拼音字母排序）

李　岩　徐　航　赵　军　朱健康

主　审　徐　飞

编　委（按姓氏拼音字母排序）

白永辉　迟　峰　崔允巍　董世强

范　宁　韩基虎　贺任重　金光日

李　菁　李容喆　刘　海　刘红娟

卢新蕾　马越鹏　马　威　宋诗敏

王大太　王　辉　王进刚　王　众

熊俊文　杨　芹　张　俊　张井忠

郑广臣

编著

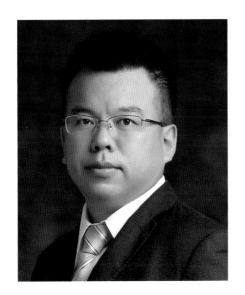

金光龙　　2003 年毕业于大连
医科大学，2003—2008 年在冯·哈
根斯（大连）生物塑化公司做解剖
与塑化工作，2008—2009 年在德
国古本人体世界展览馆做解剖教学
标本和展览标本的设计制作与生物
塑化工作，痴迷解剖，2016 年取得
面部解剖模型实用新型专利，2017
年取得一项便于区分头部肌肉群分
布情况的人体颅骨模型实用新型专
利。

主译：《韩国注射美容技术：肉毒
素及透明质酸注射》。

临床特长：对面部解剖有深入的研
究，擅长眼、鼻综合整形，面部年
轻化手术，注射美容整形。

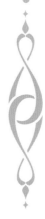

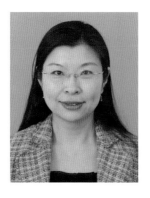

李岩 教授

1975 年 6 月出生，基础医学博士，生物医学博士后，教授，博士研究生导师，大连医科大学国际交流合作处副处长，1999 年本科毕业后一直从事解剖教学工作。主编、副主编人体解剖学相关教材 7 部，参编人民卫生出版社中医系列教材《局部解剖学》。

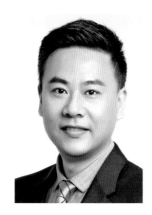

徐航 副主任医师

《达拉斯鼻整形术》中文版译者。曾于整形专业核心期刊发表多篇鼻整形方面的学术论文。2015 年 7 月受聘担任中西医结合学会医学美容专业委员会西北协作区委员，2015 年 11 月受聘担任中华医学会整形外科学分会鼻整形专业学组委员，2016 年受聘担任中国整形美容协会鼻整形美容分会委员、中华医学会整形外科学分会医美与艺术学组委员。

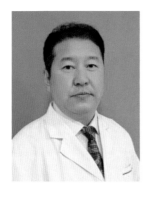

赵军 主任医师

毕业于解放军第四军医大学，曾任解放军 224 医院医务处主任，上海仁爱医院国际部主任，上海海华医院院长。中华整形外科学会会员，面部年轻化分会委员，参与编著《美容与再造整形手术实例彩色图谱》，获得军队科技进步奖 1 项，在国家级学术期刊上发表论文 11 篇。擅长眼周美容、年轻化、综合鼻整形、面部提升、乳房整形。

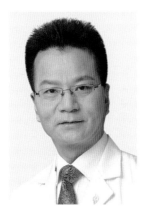

朱健康 整形外科副主任医师

1991 年毕业于西安交通大学医学院，毕业后一直从事整形外科工作，擅长各种复杂修复手术，2016 年获得"丰胸精准离断器"国家实用新型专利。

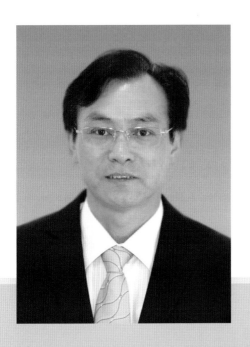

主审

徐飞　　1961年11月出生，大连医科大学解剖学实验室主任，人类学博士，解剖学教授，硕士研究生导师，辽宁省教学名师。主编、副主编教材80余部，主持辽宁省本科精品资源共享课、研究生精品课"断层解剖学"。主要从事人类学的青少年儿童体质发育研究和人类遗传病学研究及应用解剖学研究。现兼任中国解剖学会人类学分会、中国临床解剖学分会和断层影像解剖学分会委员，日本宝冢医疗学院、福岛医疗学院客座教授。

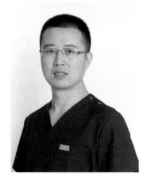

白永辉 　主治医师，毕业于山西医科大学医学美容专业，曾于北京黄寺整形医院及北京医科大学附属第三医院进修。2008 年开始定期跟随曹仁昌教授学习，与国内外专家交流，不断完善提升专业技能，专注于眼部整形及修复技术。

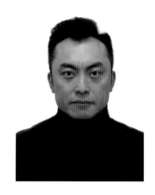

迟峰 　副主任医师，2001 年毕业于大连医科大学，外科学硕士，从事解剖学教学、科研及临床外科学工作 10 余年，擅长精细外科手术。

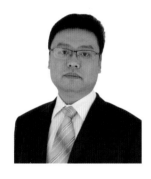

崔允巍 　主治医师，2003 年毕业于大连医科大学，毕业后一直从事临床麻醉工作，曾于 2012 年到北京协和医院进修。

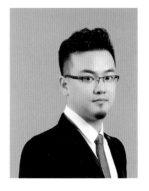

董世强 　美容外科主诊医师，非公立机构鼻整形分会会员，中华医学会 / 医师学会 / 中国整形美容协会会员。

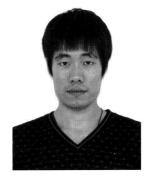

范宁 大连医科大学解剖学实验室实验师，解剖学硕士，主要从事解剖学实验教学准备和标本制作工作，已发表多篇科研和教学论文。

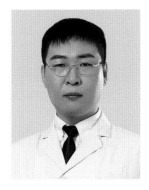

韩基虎 2014 年毕业于大连大学，外科学硕士，整形外科主治医师，2013 年发表论文《应用 Shin 法和皮肤重置法延长睑裂》。

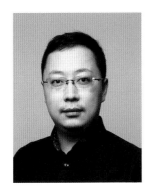

贺任重 主治医师，中华口腔医学会会员，华人美学牙科学会会员，义获嘉 E-max 瓷贴面指定讲师，德国西诺德 CAD/CAM 即刻修复指定医师，获 2015 年华人美学牙科病例大奖赛优秀奖，2016 年义获嘉全球美学齿科病例大奖赛中国赛区优胜奖，同年参加美国 Bisco 公司牙科黏接基本原理研讨会。

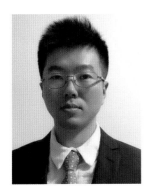

金光日 2007 年毕业于哈尔滨医科大学，2008—2013 年在韩国多家整形医院进修。鲁南医院住院医师。擅长眼部手术、鼻综合整形、面部自体脂肪移植。

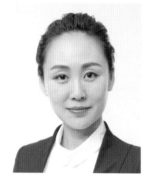

李菁　大连医科大学临床医学专业毕业，2010 年至今从事皮肤医学无创美容工作，擅长多种无创综合治疗，用光电仪器进行面部和身体美容，轮廓修饰，抗衰治疗。

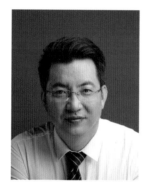

李容喆　毕业于大连医科大学临床医学专业，中华医学会整形外科学会会员，从事多年人体解剖研究工作，在德国海德堡大学学习。擅长鼻综合修复，面部精细化整形，面部抗衰老，脂肪移植及私密整形。

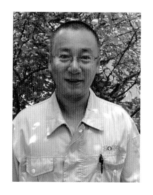

刘海　1999 年毕业于中国人民解放军大连医学高等专科学校，2002—2012 年在冯·哈根斯大连生物塑化公司任解剖技术组组长。2012 年至今，在大连鸿峰生物科技有限公司任解剖车间主任。

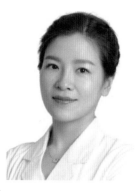

刘红娟　主治医师，医学硕士，毕业于大连医科大学 7 年制临床皮肤病学专业，擅长皮肤激光美容、微整注射治疗。在色素性皮肤病治疗和皮肤美容年轻化方面经验丰富。

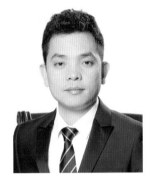

卢新蕾 毕业于解放军第三军医大学，中华医学会整形外科分会会员，中华医学会整形外科分会脂肪学组委员，中国非公立医疗机构协会整形与美容专业委员会脂肪分会委员，擅长五官精细化整形、全身吸脂塑形、胸部综合整形、面部无创提升。

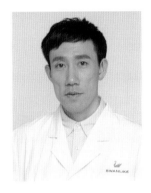

马越鹏 2006 年毕业于大连医科大学临床医学系。擅长注射和眼部整形，技术细腻。

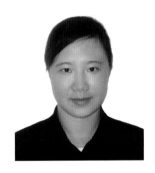

马威 任职于大连医科大学解剖学教研室，讲师，解剖学硕士，病理学博士。从事人体系统解剖学及局部解剖学教学工作，发表 SCI 论文 7 篇，教学论文 2 篇。

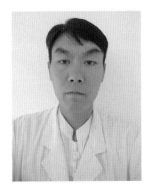

宋诗敏 2000 年毕业于大连医科大学，目前就职于长春一诺眼科，主治医师，擅长眼底病的诊治、眼底荧光造影检查、视网膜激光光凝治疗及 YAG 激光治疗。

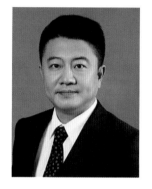

王大太　毕业于中国人民解放军第四军医大学，医学硕士。中华医学会整形外科分会会员，中国医师协会美容与整形医师分会会员，中国非公立医疗机构协会整形与美容专业委员会鼻整形分会委员，RPG鼻整形联盟会员。

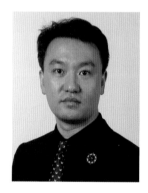

王辉　毕业于山西大同大学医学院医疗美容医学专业，美容外科主诊医师，擅长鼻部综合整形、眼部综合整形、面部轮廓整形。

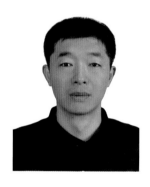

王进刚　1997年毕业于山东菏泽医学院，2012年在上海交通大学第九医院进修学习。擅长鼻部整形、胸部整形和脂肪塑形等。

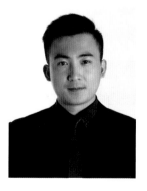

王众　2009年毕业于大连医科大学美容医学专业，擅长注射美容、眼周精细化手术、修复手术、鼻整形手术。

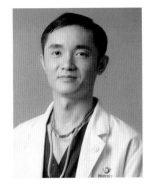
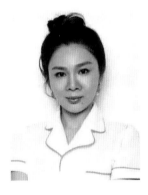
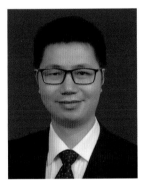
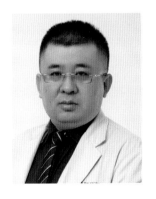

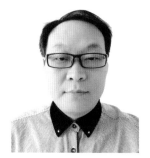

郑广臣　　解剖和塑化专家，1995年毕业于山东泰安职业中专医士班，1997年在大连医科大学生物塑化研究所做解剖和塑化工作，1999年在德国海德堡生物塑化研究所进修，2000—2015年在冯·哈根斯大连生物塑化公司做解剖和塑化工作。

序

　　在科技飞速发展的今天，人们对美的追求已不仅仅停留在梳妆打扮上，通过整形美容技术来实现美丽蜕变已经成为众多爱美人士的选择。而注射美容作为一种非手术整形美容项目，因其有恢复期短、没有手术痕迹、效果显著的特点，已逐渐被越来越多的求美者所接受。尽管注射美容是项非常成熟且安全的整形美容项目，但如果医师不能熟练掌握面部解剖结构和层次，注射后患者可能会出现一些相应的并发症。

　　遵作者雅嘱，代为作序，故有幸提前拜读本书，一张张细致、精准的图片，让我震惊，我也被作者勤奋、专研、执着的精神所感动。本书作者金光龙有多年的美容外科临床从业经验，并且曾在冯·哈根斯（大连）生物塑化公司和德国古本人体世界展览馆从事过多年的解剖和塑化工作，制作解剖标本的技术十分精湛，获得过多项头面部解剖模型实用新型专利。因此本图谱从整形医师的角度出发，能帮助读者对照注射路径和层次，将填充物送到安全的位置；同时作者发挥自己较为专业和娴熟的解剖技术，利用大连医科大学解剖实验室提供的无语体师，由浅层到深层逐层解剖，多角度展示解剖结构，每一张图片都非常翔实、清晰、准确。

　　一本好的图谱，可以让读者克服叙述文字的晦涩、抽象、难记问题等，使相关内容更为直观、更易理解、更能牢记。用于注射美容方面的图谱屈指可数，而这本《面部分区注射解剖图谱》一定会为从事注射美容的整形外科医师和相关工作者带来福音，让注射位置的解剖结构和层次变得如透视一样清晰，使注射更安全、更有效。期待本图谱的出版。

李雪飞

前 言

"观察的视角"和"解剖结构的取舍"对理解和记忆解剖结构非常重要。因为笔者有过教学标本的解剖设计经验，所以总想按注射医师的视角把重要的解剖结构简洁地展示出来，于是在 2019 年有了这本《面部分区注射解剖图谱》。

本图谱共 9 章，第一章为面部解剖的基础知识，第二章额部，第三章颞部，第四章眼眶，第五章中面部，第六章下面部，第七章鼻部，第八章锯齿线、微拉美中下面部提升相关解剖，第九章案例分享。本书的特点是按常用的面部注射部位分区，每个注射部位由浅层到深层逐层解剖。从注射医师的视角，多角度展示面部解剖结构。用解剖图片向读者展示如何通过安全的路径、层次，将填充物注射到安全、有效、准确的位置。让医师在注射时"长" X 线眼，能透视深层结构，能知道针的前方是什么结构，进而避让危险区域内的重要解剖结构，使注射美容操作更安全、有效。

本书选用的无语体师由大连医科大学解剖实验室提供，为了让解剖结构简单、清晰、重点突出，只做了动脉灌注。静脉部分，只对颞中静脉做了解剖，这是本书的不足。解剖部分是由我解剖并在金光日医师做我的助手下完成的；马越鹏医师、高强医师、李菁医师、刘红娟医师摄影，共拍摄近 2000 张解剖图片，从中精选了 345 张图片放到本图谱中，前后历时 2 年时间完成。李雪飞老师、徐飞教授、曹思佳医师及大连新华美天医疗美容医院、上海星媛医疗美容诊所的领导和同事在本图谱的写作过程中给予了无私的帮助，在此表示感谢！特别感谢无语体师，因为他们的无私奉献才有了本图谱。还要感谢我的父母和爱人对我的理解和支持。由于作者的水平有限，书中难免有不足甚至错误之处，恳请读者批评指正。

金光龙

2018 年 9 月 24 日　于上海

微信：Jglzx001
邮箱：541391799@qq.com

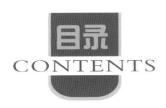
目录
CONTENTS

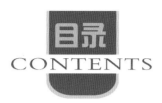

CONTENTS

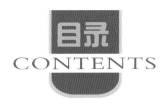

目录
CONTENTS

第五章 中面部

第六章 下面部

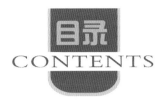

目录
CONTENTS

面部分区注射解剖图谱

第一章
面部解剖的基础知识

1. 头皮、额部软组织的解剖结构

头皮的解剖结构（图 1-1、图 1-2）保持了面部解剖结构的原始形态，是理解面部解剖结构的基础，其由浅及深共有 5 层：**第一层是皮肤层**，有毛囊立于其间；**第二层是浅筋膜层（皮下脂肪）**，皮肤与皮下脂肪层融合处有毛球密布，做毛发移植术时肿胀液注射在此层；**第三层是帽状腱膜层**，浅面有血管密布，注射填充时不宜在额颞部发际线处的皮下脂肪层做大量填充，以免压迫血管影响毛球、毛囊血供，引起脱发；**第四层是帽状腱膜下疏松结缔组织层**，与骨膜结合疏松，是天然的解剖分离平面，是额颞部除皱时常用的解剖平面；**第五层是骨膜层**，额部凹陷注射填充时经常用玻尿酸等注射物填充至帽状腱膜下骨膜浅面，因为骨膜浅面血管少，注射时相对安全。头皮的解剖结构还可以这样理解：帽状腱膜是中间层，其上有两层结构，依次为浅筋膜层（脂肪层）、皮肤层；其下有两层结构，依次为帽状腱膜下疏松结缔组织层、骨膜层。额部、面部的解剖结构与之相似，浅表肌腱膜系统**（SMAS）为中间层**；其上依次为**浅筋膜层、皮肤层**，其下依次为**间隙、骨膜层**。韧带贯穿其间，中间层以上的 3 层结构结合紧密，中间层以下到骨膜因有间隙存在，容易分离，是手术操作的理想平面。

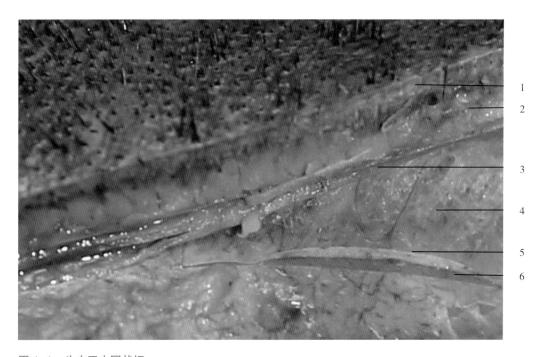

图 1-1 头皮正中冠状切

1. 头皮　2. 皮下脂肪　3. 帽状腱膜　4. 帽状腱膜下疏松结缔组织　5. 骨膜　6. 顶骨

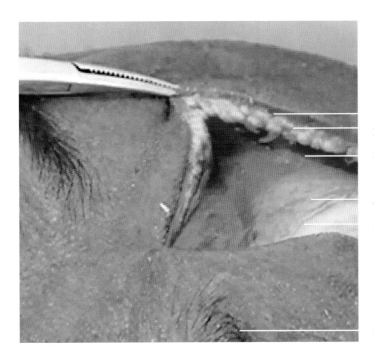

1. 皮肤
2. 浅筋膜层
3. 枕额肌额腹
   （中间层）
4. 枕额肌额腹下疏松结缔组织
5. 骨膜
6. 眉头

图 1-2 前额部正中矢状切

笔者常用的注射层次：

◎玻尿酸通常注射在真皮深层、皮下层、骨膜浅面。

◎自体脂肪颗粒可注射在皮下浅筋膜层、骨膜浅面、肌肉内。

◎乳糜化脂肪可注射在真皮深层。

面部的 5 层解剖结构（图 1-3）：

皮肤
浅筋膜
SMAS
间隙、韧带
骨膜

图 1-3 面部的 5 层解剖结构

2. 皮肤

　　如图 1-4 所示，将面部皮肤提起，可见眼周皮肤较薄，与其下的眼轮匝肌结合紧密，不易解剖分离，其间脂肪少，隐约可见环形分布的眼轮匝肌。在额部皮下脂肪稍多，皮肤与肌纤维结合紧密，不易分离。眶下部、唇颊沟外侧有较厚的皮下脂肪分布；颞部皮肤与颞浅筋膜容易分离，其间脂肪少；颞浅筋膜表面清晰可见由耳前弓形向前走行的颞浅动脉额支。

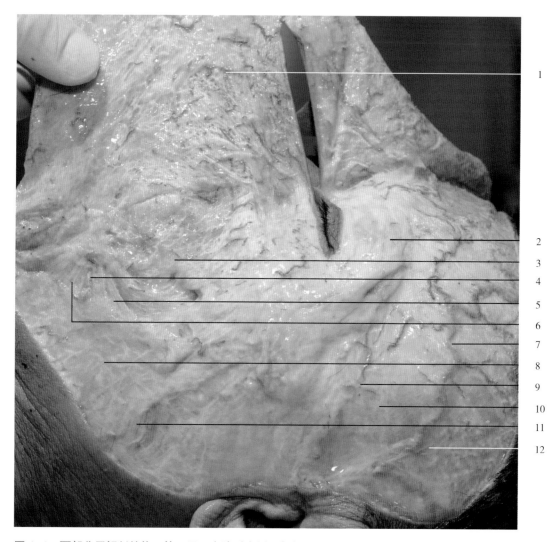

图 1-4　面部分层解剖结构，第一层，皮肤（左侧面部）

1. 皮肤　2. 眼轮匝肌　3. 皮下脂肪　4. 面动脉　5. 笑肌　6. 降口角肌　7. 颞浅动脉额支　8. 面颊部皮下脂肪　9. 颧眶动脉　10. 颞浅筋膜　11. 颈阔肌　12. 耳颞神经

3. 浅筋膜层

面部皮下脂肪可分为多脂肪区、少脂肪区和无脂肪区。

◎多脂肪区：分布于唇颊沟外上方、眼轮匝肌下缘、颧肌内侧，围成近三角形的凹陷区域，凹陷靠近唇颊沟处，较深，此处脂肪也最厚，此凹陷的窝底有面动脉、面静脉通过。**向外上方提拉颧脂肪垫可使唇颊沟变浅。**

◎少脂肪区：颞区缺乏皮下脂肪，在皮肤和颞浅筋膜之间有少量皮下脂肪，此区可见颞浅动脉和耳颞神经（图1-4、图1-5）。

◎无脂肪区：口轮匝肌、眼轮匝肌表面几乎无皮下脂肪，额肌表面也几乎少有皮下脂肪。

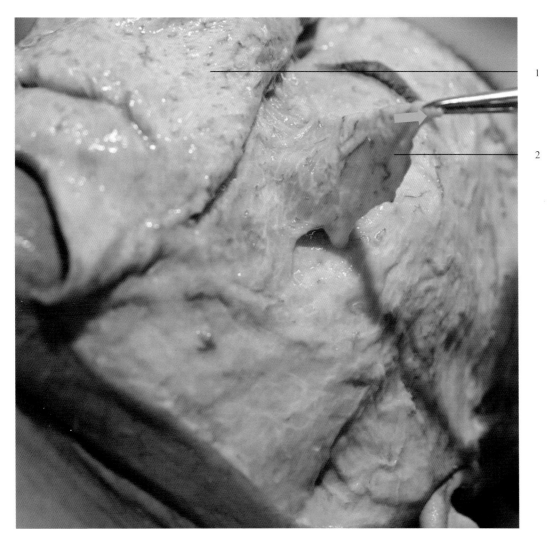

图1-5　第二层，浅筋膜层（左侧面部）

1. 皮肤　2. 颧脂肪垫（绿色箭头为提拉颧脂肪垫的方向）

4. 面部皮下脂肪室及皮下脂肪

　　近年来，中外学者们通过对面部解剖的研究发现：面部皮下脂肪是以一个个分离的解剖单位或脂肪室（图1-6）的形式存在的；其筋膜样的隔膜起自皮下筋膜层，上到皮肤真皮层。供血区域存在于脂肪室隔的单位之间。面部脂肪的缺失或移位会造成面部外观的改变以及面部衰老。可以通过充盈脂肪室来改变面部形态，使面部年轻化。

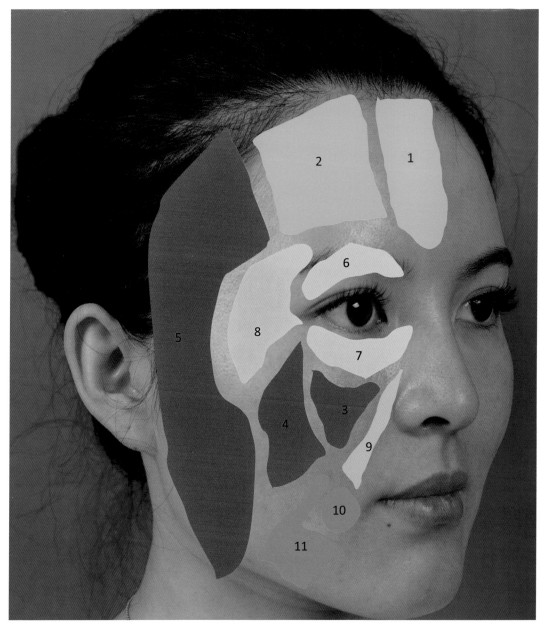

图1-6　面部皮下脂肪室的体表投影（右侧面部）

1.额正中脂肪室　2.额正中旁脂肪室　3.颊内侧脂肪室　4.颊中部脂肪室　5.颞颊外侧脂肪室　6.上睑脂肪室　7.下睑脂肪室　8.眶外侧脂肪室　9.鼻唇部脂肪室　10.下颌上脂肪室　11.下颌脂肪室

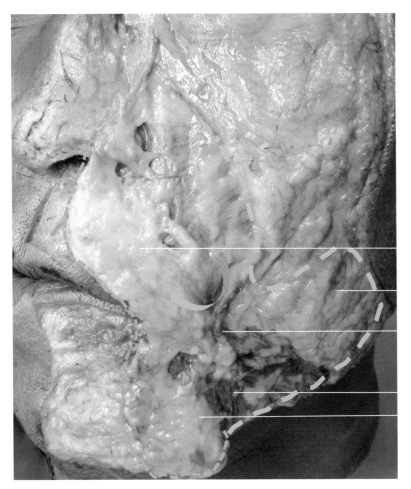

1
2
3

4
5

1. 向内侧掀起的鼻唇部脂肪
2. 部分颞颊部脂肪
3. 面动脉
4. 降口角肌
5. 向内侧掀起的下颌部脂肪

图 1-7　去除左侧面部皮肤显露皮下脂肪

适当吸除绿色区域的皮下堆积脂肪，会使颊唇沟和颊颊沟变浅，使面部年轻化。

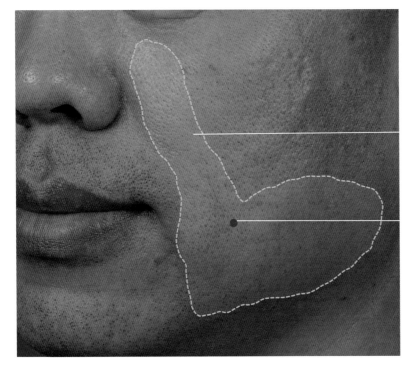

1

2

1. 要吸除的皮下脂肪范围
2. 面动脉在口角外侧的体表投影

图 1-8　常见的中下面部皮下脂肪堆积的范围

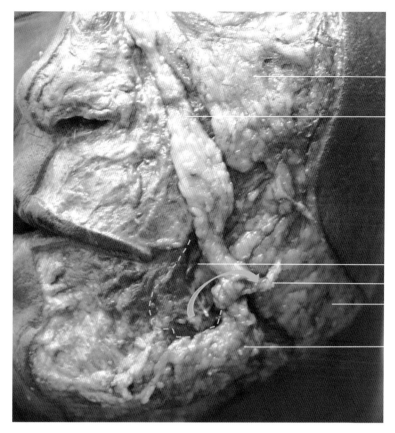

——— 1

——— 2

1. 颊脂肪垫
2. 鼻唇部脂肪
3. 面动脉
4. 掀起的下颌上脂肪（绿色箭头为掀起方向）
5. 部分颞颊外侧皮下脂肪
6. 下颌脂肪

——— 3
——— 4
——— 5

——— 6

图 1-9　去除左侧面颊部皮肤观其下脂肪

——— 1
——— 2

1. 颊脂肪垫区
2. 鼻唇部脂肪
3. 下颌上脂肪
4. 部分颞颊外侧皮下脂肪
5. 口角下少脂肪区

随着年龄的增长，男性或女性的皮下脂肪会发生如图中所示的变化：绿色区域是脂肪增加区，黄色区域是脂肪减少区。多脂肪的区域可以适当吸除，少脂肪的区域可以适当填充。

——— 3

——— 4

——— 5

图 1-10　左侧面颊部皮下脂肪增减的体表投影

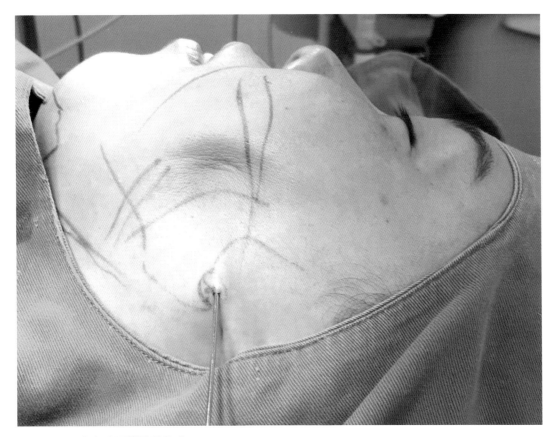

图 1-11 面颊部皮下脂肪吸除术

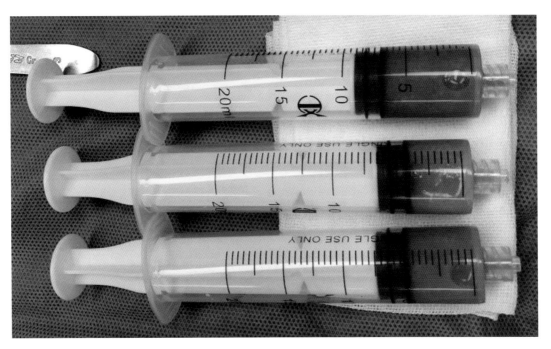

图 1-12 吸出的面部皮下脂肪

　　面颊部的皮下脂肪堆积影响面部形态，我们可以将堆积的皮下脂肪吸出（图1-6～图1-12），改善面部臃肿的形态。如图1-13所示，因为皮下脂肪位于皮肤和SMAS层之间，吸脂时不可用暴力抽吸。如果吸脂针斜面朝向皮肤面抽吸，皮下脂肪抽吸过多，会产生皮肤凹凸不平的现象；所以吸脂针斜面应朝下，也不要离SMAS层太近，以免伤及表情肌和面神经。

5. 浅表肌肉腱膜系统

　　将颊脂肪垫向内侧掀起，可见到其内下方有面动脉走行，如图1-13所示，切开浅表肌肉腱膜系统，向后上方提起。连带额肌、眼轮匝肌、颧大肌、颧小肌、笑肌、颈阔肌整体向后上方移动，可使下垂的面部组织提升紧致，使面部呈现年轻化。

　　浅表肌肉腱膜系统（SMAS）：是在面部皮下脂肪层深面的一个明确的、连续的解剖结构，它由肌肉和腱膜组织排列而成。SMAS向上过颧弓与颞浅筋膜相延续，进而通过颞浅筋膜向上与帽状腱膜相延续，向前与眼轮匝肌、额肌相延续，向后连接耳上肌、耳后肌，向下移行为颈阔肌。

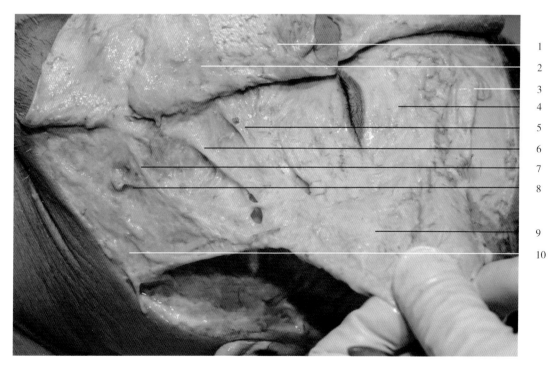

图1-13　第三层，左侧面部浅表肌肉腱膜系统（SMAS）

1.皮肤　2.颊脂肪垫　3.枕额肌额腹　4.眼轮匝肌　5.颧小肌　6.颧大肌　7.笑肌　8.面动脉　9.浅表肌肉腱膜系统（SMAS）10.颈阔肌

6. 面神经

　　经典的中下面部除皱手术中的重要操作就是向后上方提拉 SMAS，使下垂组织上移，使面部呈现年轻化的外观。安全地分离 SMAS 是手术的关键。如果把下面部的 SMAS 分成**腮腺表面的 SMAS 和咬肌表面的 SMAS** 两部分，则分离腮腺表面的 SMAS 相对安全。因为其下的面神经（图 1-14）走行在腮腺中，只要在腮腺包膜浅面分离即能使腮腺完好，也不会伤到在腮腺中走行的面神经。但过了腮腺前缘后，面神经失去了腮腺的保护，走行在薄薄的、透明的咬肌筋膜下，透过筋膜其形态隐约可见，所以**分离咬肌表面的 SMAS 时要更谨慎，在咬肌筋膜浅面分离要保证咬肌筋膜的完整**。这样才能保证其下的面神经完好无损。如果在此处进行线雕或填充操作，层次一定要准确，要在 SMAS 浅面操作，过深有伤及腮腺、咬肌或面神经的可能。

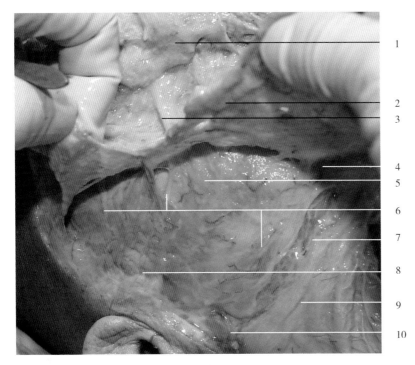

图 1-14　SMAS 下的面神经（左侧面部）

1. 掀开的颧脂肪垫　2. 提起的 SMAS　3、5. 颧大肌　4. 浅层外眦韧带　6. 面神经　7. 颞浅脂肪垫　8. 腮腺　9. 颞深筋膜浅层　10. 颞浅动脉

面神经由后向前在腮腺内走行至腮腺前缘而出。在腮腺前缘分颞支、颧支、颊支、下颌缘、颈支。在咬肌的表面、咬肌筋膜的下面走行。失去了腮腺保护的面神经在咬肌表面近乎"裸奔"，仅披了一层透明的"薄纱"，容易受伤（图1-15）。

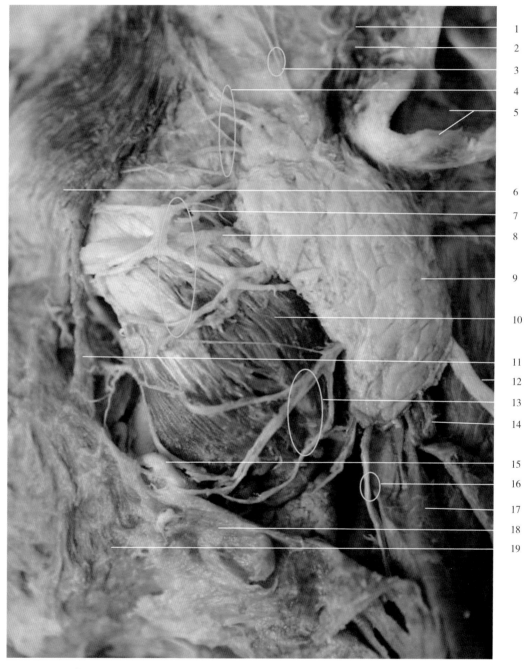

图 1-15　面神经分支（左侧面部）

1. 耳颞神经　2. 颞浅动脉　3. 面神经颞支　4. 面神经颧支　5. 耳软骨　6. 眼轮匝肌　7. 面神经颊支　8. 腮腺导管　9. 腮腺　10. 咬肌　11. 颧大肌　12. 耳大神经　13. 下颌缘支　14. 颈外静脉　15. 面动脉　16. 面神经颈支　17. 颈内静脉　18. 颈阔肌　19. 降口角肌

7. 间隙

间隙：位于 SMAS 下的第四层。有确定的边界，边界上分布着韧带，部分间隙内没有任何结构。间隙允许运动，相对于边界韧带，松弛更容易发生在间隙处。

美容外科常用的间隙有帽状腱膜下间隙、颞间隙、鼻背间隙、颧前间隙、咬肌间隙等。

帽状腱膜下间隙： 属腱膜下疏松结缔组织，位于帽状腱膜和骨膜之间。此间隙范围较广，前至眶缘，后达上项线，两侧达上颞线。间隙上的疏松结缔组织使其上层组织结构可整体移动，间隙内血管少，是理想的解剖分离平面（图1-16、图1-17）。

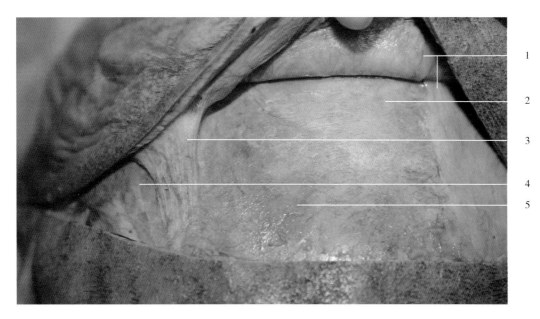

图1-16 沿双侧耳屏前缘向上冠状切开头皮至骨膜，显露帽状腱膜下间隙（左侧额部）
1.枕额肌额腹 2.额骨骨膜 3.颞上隔 4.颞上间隙 5.帽状腱膜下间隙

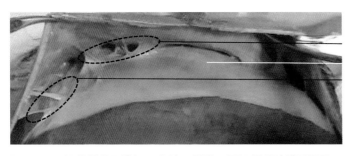

图1-17 沿前额发际线切开皮肤至骨膜，展示帽状腱膜下间隙

1.眶上附着
2.帽状腱膜下间隙
3.颞上隔

咬肌表面的 SMAS 和咬肌之间有咬肌间隙（图 1-18）存在，此处的 SMAS 容易移动，我们可以用线提升或手术的方法向后上方提拉 SMAS，以改善下面部的皮肤松弛。如果用锯齿线提升，线应放置在 SMAS 或其以上层面；如果是经典的除皱手术，在咬肌间隙内、咬肌筋膜上钝性分离，保持咬肌筋膜的完整，可以避免伤及在透明的咬肌筋膜下走行的面神经的分支。

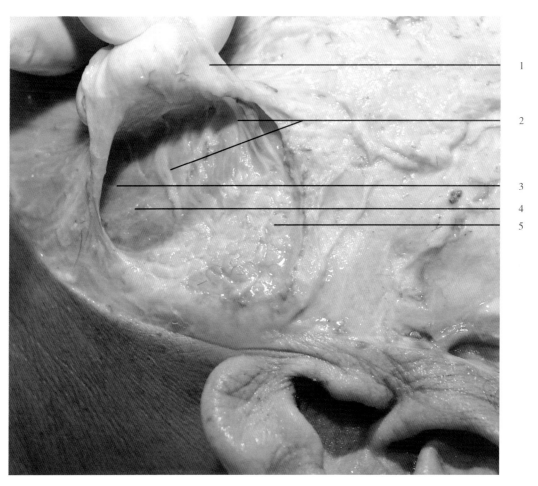

图 1-18 咬肌间隙（左侧面部）

1.SMAS　2.面神经分支　3.咬肌间隙　4.咬肌筋膜及咬肌　5.腮腺

8. 韧带

韧带：起于骨面，穿过SMAS止于皮肤的致密结缔组织束带。起固定SMAS和皮肤的作用。

下颌骨韧带：位于下颌骨前1/3的条状区域，在下颌骨下缘稍上，起于下颌骨体，穿过肌层和皮下脂肪层止于真皮（图1-19）。

颧弓韧带：起于颧弓下缘颧大肌、颧小肌起点的后部，穿过SMAS止于真皮。其附近有面横动脉和面神经颞支（图1-20）。

在做面部除皱手术时，常需切断颧弓韧带，便于大幅度提升面部松垂的组织。

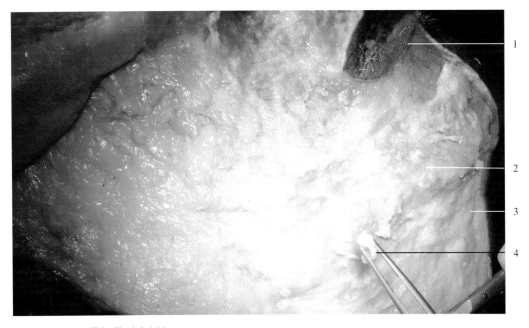

图1-19 下颌骨韧带（右侧）

1.下唇皮肤 2.降口角肌 3.颈阔肌 4.下颌骨韧带

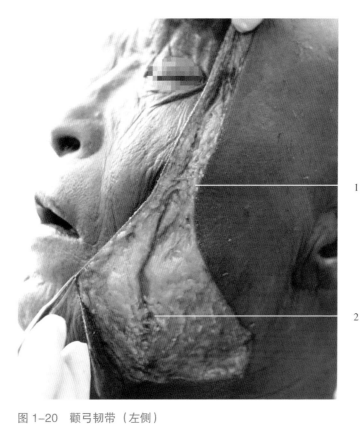

1. 颧弓韧带
2. 下颌骨韧带

图 1-20 颧弓韧带（左侧）

假性韧带：从深筋膜发出的结缔组织，止于皮肤，如咬肌皮肤韧带（图 1-21）。

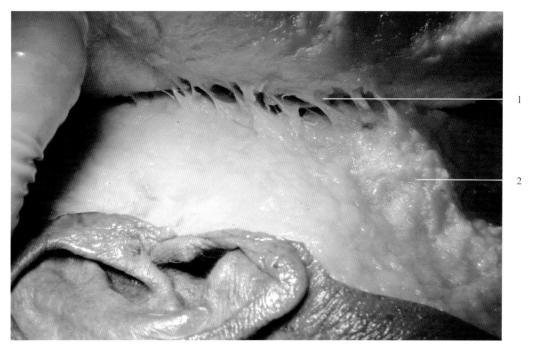

图 1-21 咬肌皮肤韧带（右侧）

1. 咬肌皮肤韧带 2. 皮下脂肪

由于有韧带的牵拉，在韧带附近的皮下做过度的填充，皮肤表面会有橘皮样的变化。在皮下做埋线提升时，由于韧带的阻挡，针通过时会有阻力。做线雕时，线挂到韧带上，就像钓鱼时钩挂到石头上一样提不动。还有一些患者，颧弓下的面颊有明显凹陷，在做填充时需要将此处部分韧带切断。笔者做此处填充时，常用粗针头将韧带剥断，然后进行填充，均取得了较好的效果。

如图1-22所示，当吸脂针抵到咬肌前缘的咬肌皮肤韧带时，患者会出现皮肤凹陷的情况。因为面部的一些韧带跨层次存在，当在韧带附近操作时会遇到阻力，如在韧带表面暴力操作，会使操作平面发生改变，或刺破皮肤，或随韧带的导引穿到SMAS以下；可能发生瘀青、色素沉着、瘢痕等情况，或伤及在SMAS下走行的面神经进而影响表情肌的功能。如果操作时头脑中呈现出立体的解剖结构，控制好操作平面，细细感知针前的结构，则能减少这类并发症。

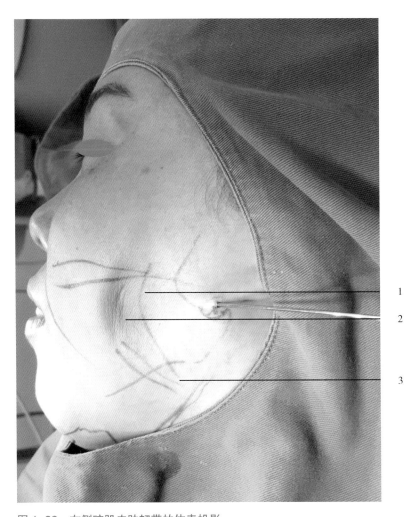

图1-22　左侧咬肌皮肤韧带的体表投影

1.咬肌前缘标记线　2.咬肌皮肤韧带牵拉引起的皮肤凹陷　3.面动脉的体表投影

9. 骨膜

掀起枕额肌额腹，用骨膜剥离子可将额骨表面的骨膜剥离，清晰可见在其上走行的血管，这告诉我们：在额部骨膜浅面用锐针注射也有注入血管内的风险。

骨膜：是由致密结缔组织构成的纤维膜，包绕在骨表面（图1-23）。

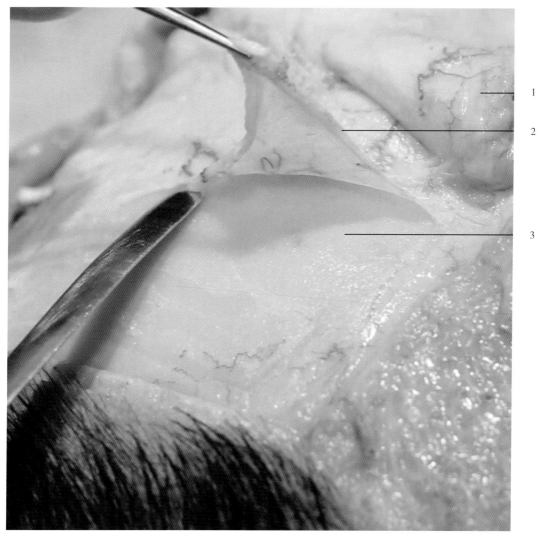

图 1-23　第五层，骨膜（左侧额骨）

1. 枕额肌额腹　2. 骨膜　3. 额骨

● 10. 颅颌面骨

额部由一整块呈贝壳状的额骨支撑（图 1-24）。

眼眶由 3 块骨骼围成：上面是额骨 A，下内侧是上颌骨 C，下外侧是颧骨 B。在这 3 块骨头上，每块都有个知名的骨孔，每个孔里都有神经血管束穿出：额骨上的骨孔为眶上孔 a，有眶上神经血管束穿出；上颌骨上有眶下孔 b，有眶下神经血管束穿出；颧骨上有颧面孔 c，有颧面神经血管束穿出（图 1-24、图 1-25）。

如果将额骨和颧骨从上颌骨上分离，中面部的骨骼看上去像个"小房子"，屋檐呈人字形，正中有个像鸭梨形状的"窗户"叫梨状孔。它由左、右鼻骨和左、右上颌骨围成。

而上颌骨和下颌骨是口腔前壁的骨性支撑。

面部肌肉呈对称性地分布在骨腔的周围：眼周、梨状孔周围和口周。

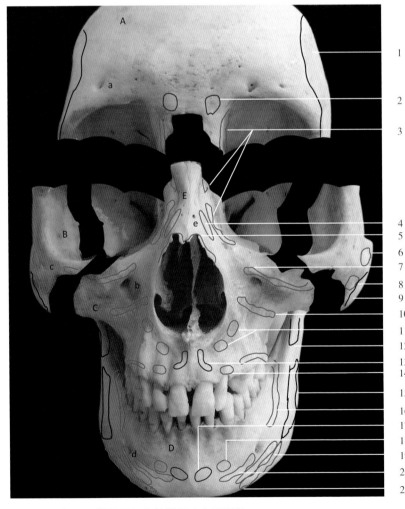

1. 颞肌起点
2. 皱眉肌起点
3. 眼轮匝肌起点
4. 提上唇鼻翼肌起点
5. 降眉间肌起点
6. 颧大肌起点
7. 提上唇肌起点
8. 颧小肌起点
9. 咬肌起点
10. 提口角肌起点
11. 鼻肌起点
12. 颞肌止点
13. 降鼻中隔肌起点
14. 切牙肌起点
15. 咬肌止点
16. 颊肌起点
17. 颏肌起点
18. 切牙肌起点
19. 降口角肌起点
20. 降下唇肌起点
21. 颈阔肌止点

A. 额骨
B. 右侧颧骨
C. 右侧上颌骨
D. 下颌骨
E. 右侧鼻骨

a. 眶上孔
b. 眶下孔
c. 颧面孔
d. 颏孔
e. 鼻骨

图 1-24　颅颌面骨及面部表情肌起止点正面观

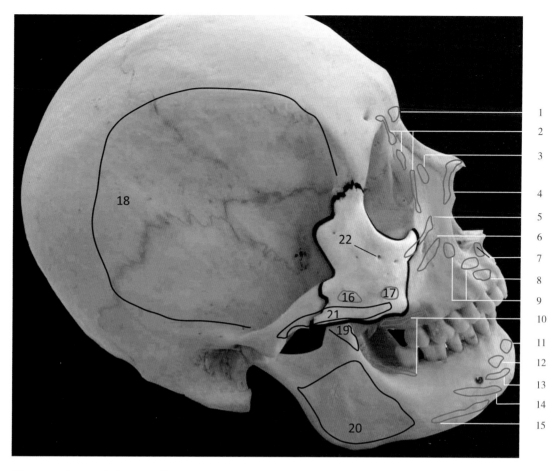

图 1-25 颅颌面骨骼及面部表情肌起止点侧面观

1. 皱眉肌起点 2. 眼轮匝肌起点 3. 提上唇鼻翼肌起点 4. 降眉间肌起点 5. 提上唇肌起点 6. 提口角肌起点 7. 降鼻中隔肌起点 8. 上切牙肌起点 9. 鼻肌起点 10. 颊肌起点 11. 颏肌起点 12. 下切牙肌起点 13. 降下唇肌起点 14. 降口角肌起点 15. 部分颈阔肌止点 16. 颧大肌起点 17. 颧小肌起点 18. 颞肌起点 19. 颞肌止点 20. 咬肌止点 21. 咬肌起点 22. 颧面神经孔

11. 表情肌

正面是表情肌（皮肌），侧面是咀嚼肌（骨骼肌）（图 1-26）。

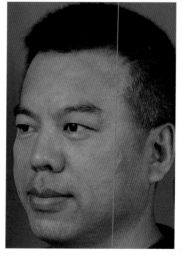
a

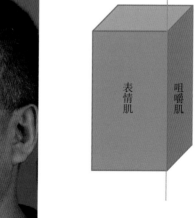
b

图 1-26 （a、b）表情肌与咀嚼肌

面部表情肌（图1-27、图1-28）呈对称性分布，起于骨骼，止于皮肤，笑肌除外（起于咬肌筋膜，止于口角部皮肤或肌肉），由面神经支配。

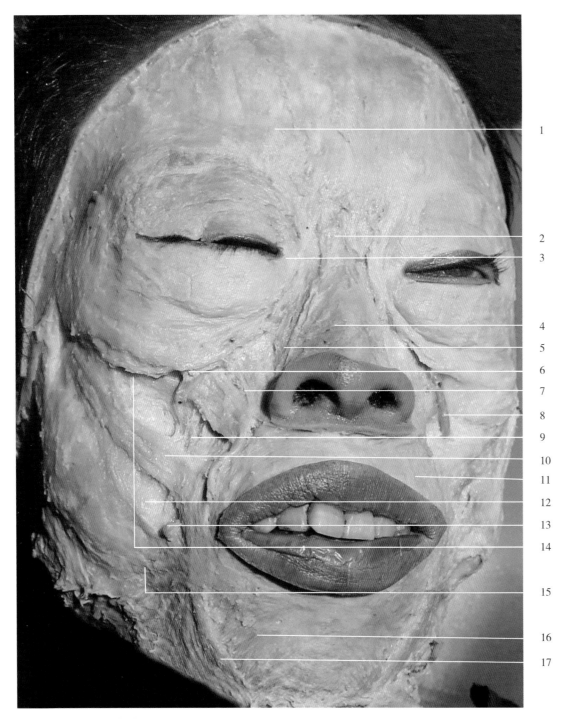

图1-27 右侧面部表情肌正面观

1. 额肌　2. 眉间降肌　3. 眼轮匝肌　4. 鼻肌横部　5. 提上唇鼻翼肌　6、8. 面静脉　7. 提上唇肌　9. 提口角肌　10. 颧大肌　11. 口轮匝肌　12. 颊脂肪垫颊突　13. 面动脉　14. 颧小肌　15. 笑肌　16. 降下唇肌　17. 降口角肌

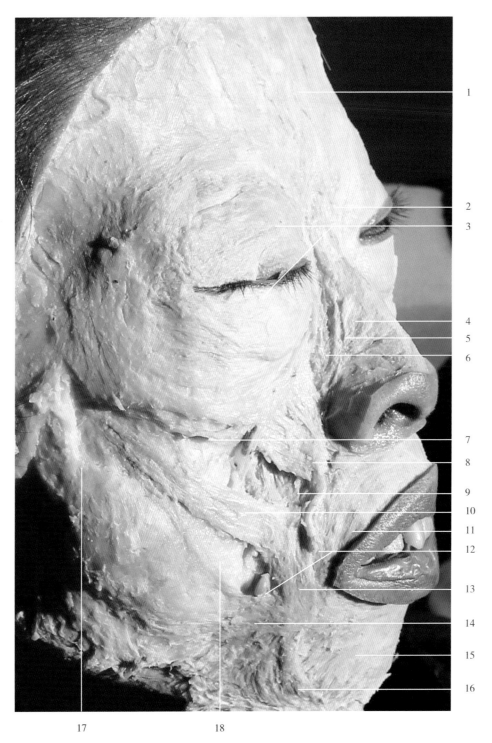

图 1-28　右侧面部表情肌侧面观

1.枕额肌额腹　2.降眉间肌　3.眼轮匝肌　4.鼻肌横部　5.内眦动脉　6.内眦静脉　7.颧小肌　8.提上唇肌　9、13.提口角肌　10.颧大肌　11.口轮匝肌　12.面动脉　14.笑肌　15.降下唇肌　16.降口角肌　17.颊脂肪垫外侧断端　18.颊脂肪垫颊突

枕额肌额腹：上端连帽状腱膜，止于眉部皮肤，部分肌纤维汇入眼轮匝肌，其深筋膜止于眶部（图 1-29 ~ 图 1-31）。

功能：提眉、辅助睁眼。如果用肉毒素除皱，剂量大时抑制肌肉功能会使眉下垂，使上睑皮肤堆积；有重睑者，重睑会变窄；有上睑下垂者会加重下垂。眉尾侧上方额肌注射量少者的眉会变成眉头低、眉尾高的剑眉。

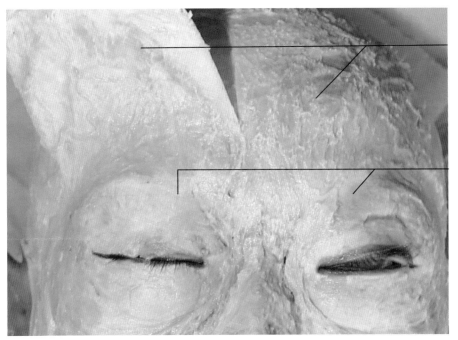

1. 枕额肌额腹
2. 眼轮匝肌眶部

图 1-29　枕额肌额腹（右侧）

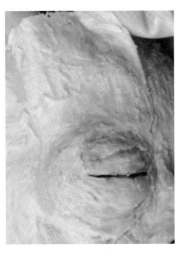

图 1-30　枕额肌额腹与眼轮匝肌（右侧）

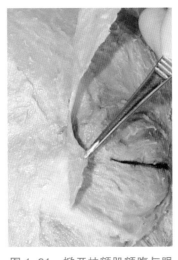

图 1-31　掀开枕额肌额腹与眼轮匝肌（右侧）

动态性额纹的肉毒素注射方法：注射点位于眉上 2cm 以上。每点 2U，间隔 2cm，共 6 ~ 8 点。如有不足，2 周复诊时补充注射。

眼轮匝肌的起止点（表1-1、图1-32）。

表 1-1　眼轮匝肌的起止点

起点	止点
（眶部）内眦韧带、额骨鼻部、上颌骨额突	外眦韧带及外眦部皮肤
（睑部）内眦韧带及邻近的骨面	睑外眦韧带
（泪部）泪后嵴、泪囊的深面和浅面	与睑部肌纤维结合

功能：

眶部：使眶周皮肤产生皱纹，使眉下降，上提颊部皮肤，使睑用力闭合。

睑部：眨眼，舒张额部皮肤。

眼尾纹的注射治疗方法：距离外眦外侧1cm，分3点注射，每点间隔1cm，每点注射2U，如果笑时眼尾皱纹较深、较长，可适度在外侧增加2~3点注射。

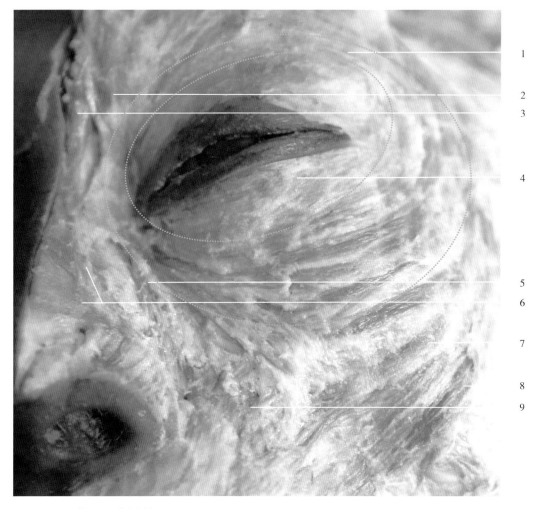

图 1-32　眼轮匝肌（左侧）

1. 眼轮匝肌眶部（外部绿环内）　2. 降眉肌　3. 降眉间肌　4. 眼轮匝肌睑部（内部绿环内）　5. 提上唇鼻翼肌　6. 鼻肌　7. 颧小肌　8. 颧大肌　9. 提上唇肌

皱眉肌： 起于额骨鼻突，沿眶上缘在眼轮匝肌下潜行，于眉外侧上缘 2/3 向上穿眼轮匝肌，止于皮肤。

皱眉肌分型：横向型、斜向型、斜向分束型。

可用手术切断皱眉肌的方法手术去除眉间纹（图 1-33 ~ 图 1-36）。但要注意勿损伤其深

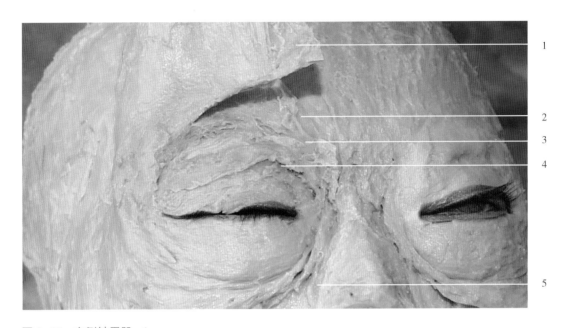

图 1-33　右侧皱眉肌 -1

1. 掀起的右侧枕额肌额腹　2. 皱眉肌　3. 滑车上神经　4. 掀起的眶部眼轮匝肌（绿色箭头为掀起方向，绿色虚线也为切开线）　5. 面动、静脉

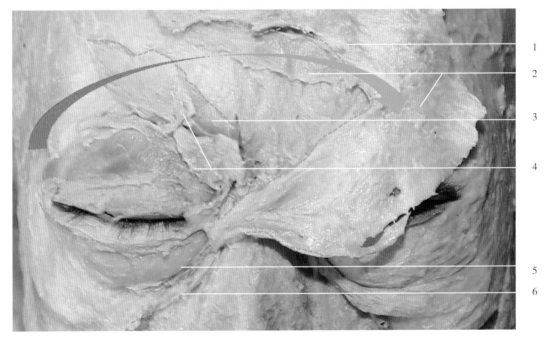

图 1-34　右侧皱眉肌 -2

1. 掀起的枕额肌额腹内侧面（绿色箭头为掀起方向）　2. 眼轮匝肌眶部内侧面　3. 皱眉肌　4. 皱眉肌浅面残留的眼轮匝肌　5. 下睑眶隔脂肪　6. 面静脉

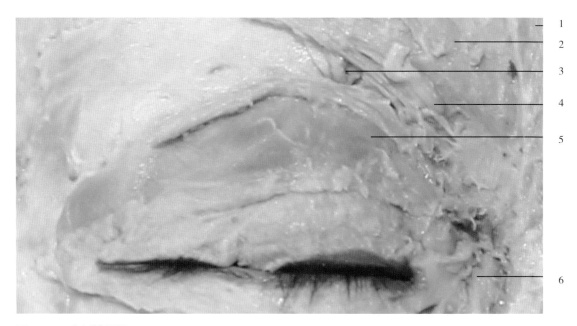

图 1-35　右侧皱眉肌 -3

1. 枕额肌额腹　2. 右侧皱眉肌　3. 眶上神经　4. 滑车上动脉神经　5. 上睑眶隔脂肪　6. 内眦动、静脉

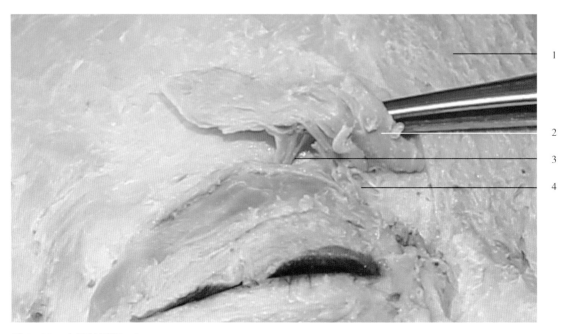

图 1-36　右侧皱眉肌 -4

1. 左侧枕额肌额腹　2. 右侧皱眉肌　3. 眶上神经　4. 滑车上动脉神经

层的眶上神经和其浅层的滑车上神经。滑车上动脉较粗，在行眉间纹治疗时要注意。如果损伤了会发生血肿；如果错误地在眶上动脉或滑车上动脉内注射了玻尿酸，玻尿酸会经滑车上动脉逆流进入眼动脉，再折返进入睫状动脉或视网膜中央动脉栓塞，可引起失明。

　　降眉间肌：是位于正中线两侧的两块扁薄且呈长条状的小肌肉，起于鼻骨和鼻外侧软骨的连接处，肌内侧缘紧靠正中线，外侧缘邻近眼轮匝肌的眶部纤维，肌纤维由起点处垂直向上，部分与额肌纤维连续，大部分穿过额肌，止于眉间皮肤（图1-37、图1-38）。

功能：向下拉眉内侧角。

降眉肌： 起自眼睑内眦韧带的内侧，与眼轮匝肌眶部起点相同，肌纤维沿鼻骨向内上斜向走行，呈束状汇入降眉间肌及其相应部位的皮肤（图1-37、图1-38）。

眉部力量平衡：以眉毛为界，眉毛上方有枕额肌额腹向上拉眉毛，眉毛以下有一组肌肉向下拉眉毛。

用肉毒素可以改变这种局部力量的平衡，从而影响眉毛的形态。注射了肉毒素的肌肉力量会减弱，眉毛会向未注射或注射少的方向倾斜。

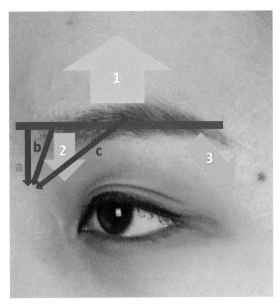

向上牵拉眉的力量：来自枕额肌额腹的收缩。
向下牵拉眉的力量：
眉头：降眉间肌，降眉肌，皱眉肌以及内侧的眼轮匝肌。
眉尾：由眶部眼轮匝肌收缩产生。如箭头3所示。
用肉毒素可以改变这种力量平衡，进而来改变眉毛的位置。

1. 示枕额肌额腹的收缩方向
2. 示眼轮匝肌眶部在眉头的收缩方向
3. 示眼轮匝肌眶部在眉尾侧的收缩方向
a. 示眉间肌的收缩方向
b. 示降眉肌的收缩方向
c. 示皱眉肌的收缩方向

图1-37　眉部的力量平衡

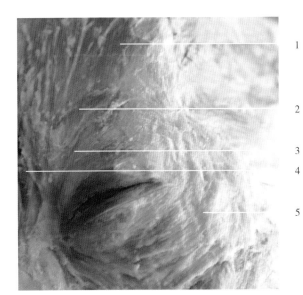

1. 左侧枕额肌额腹
2. 左侧皱眉肌
3. 左侧降眉肌
4. 左侧降眉间肌
5. 左侧眼轮匝肌

图1-38　影响眉毛位置的肌肉

皱眉肌的定位法：

（1）做皱眉动作，在眉上方和鼻根处找凹陷点（图1-39中红色虚线所示位置）。

（2）将凹陷点的边缘连接（图1-39中黄色实线所示位置），即为皱眉肌在体表的投影。

川字纹：是在眉间出现的纵向的皮肤的折痕，皱眉时加重。

其成因与滑车上动脉、眉间脂肪室隔表面的皮肤支撑力弱及皱眉肌的收缩相关。川字纹是滑车上动脉、眉间脂肪室隔的体表投影。

笔者的眉间纹的注射方法：每点2U，每侧6U，眉间纹在靠近鼻根处起于额骨鼻突，其上有眼轮匝肌，所以注射针在穿过眼轮匝肌后，再稍向下行才可注射到皱眉肌。笔者常使针触及骨面后，后退3mm回抽无血，再缓慢注入（图1-39中绿色圆点所示位置）。

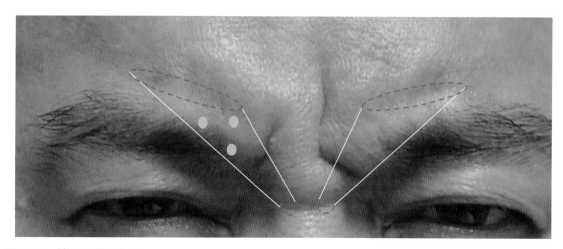

图1-39　皱眉肌的定位法

颧小肌：平颧颌缝后起自颧骨，肌纤维向内下方走行至上唇（图1-40～图1-42）。

功能：暴露上颌牙齿，参与唇颊沟的形成。

颧大肌：位于颧小肌的外侧，在颧骨接近颧颞缝处。肌束向内下方走行，终于口角的皮肤和颊黏膜，部分肌纤维移行全口轮匝肌（图1-40～图1-42）。

功能：向外上方牵拉口角，显示微笑面容。

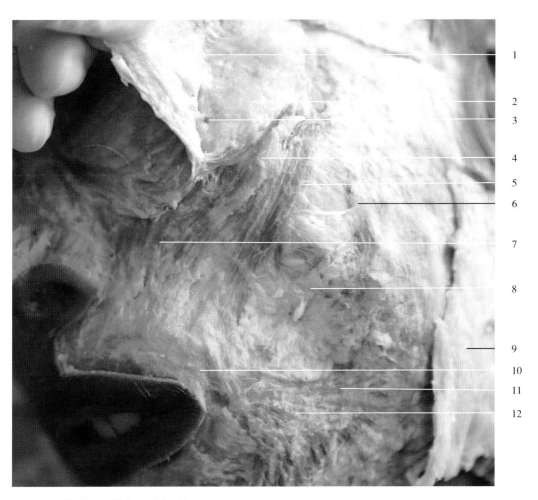

图1-40　颧大肌、颧小肌（左侧）

1.眼轮匝肌　2.眼轮匝肌下脂肪垫（SOOF）　3.颧面神经　4.颧小肌　5.颧大肌　6.面神经颧支　7.提上唇肌　8.颊脂肪垫颊突　9.皮下脂肪　10.口轮匝肌　11.笑肌　12.降口角肌

下面部提升（肉毒素注射治疗法）：在下颌缘附近的颈阔肌上注射肉毒素使其下拉皮肤的作用减弱，可得到提升的效果（图1–52）。

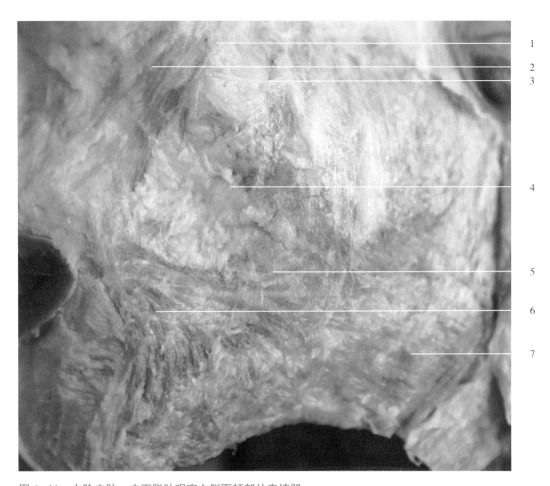

图 1–41　去除皮肤、皮下脂肪观察左侧面颊部的表情肌

1. 颧大肌　2. 颧小肌　3. 面神经颧支　4. 颊脂肪垫颊突　5. 笑肌　6. 降口角肌　7. 颈阔肌

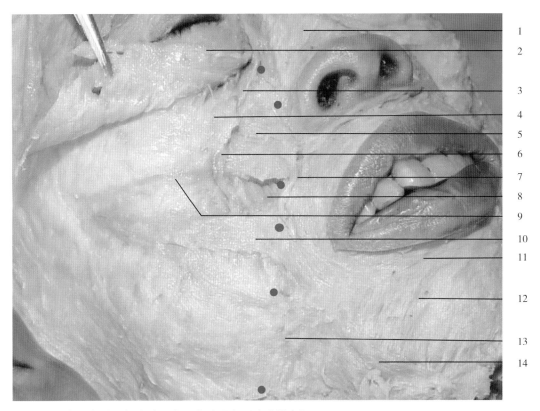

图 1-42　去除左侧面部皮肤及皮下脂肪观察面动脉的走行

1.鼻肌横部　2.眼轮匝肌眶部　3、7.面动脉　4.眼轮匝肌下脂肪　5.提上唇肌　6.面静脉　8.提口角肌　9.颧小肌　10.颧大肌　11.口轮匝肌　12.降下唇肌　13.笑肌　14.降口角肌　●连线示面动脉走行

笑肌：起于咬肌筋膜，止于口角部皮肤并与降口角肌结合（图 1-43）。

功能：向外牵拉口角，显示微笑面容。

降下唇肌：起于下颌骨颏孔到颏结节之间的斜线，止于下唇部皮肤及口轮匝肌。

功能：产生惊讶、愤怒的表情（图 1-43）。

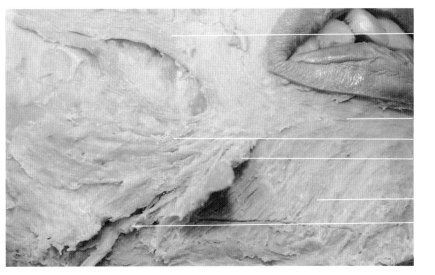

1.颧大肌
2.口轮匝肌
3.笑肌
4.降口角肌
5.降下唇肌
6.面动脉

图 1-43　笑肌、降下唇肌（右侧）

降口角肌：起于下颌骨的下缘（颏结节到第一前磨牙的部分），止于口角部皮肤，部分肌纤维汇入口轮匝肌（图1-44）。

功能：使口角下降，产生悲哀的表情。

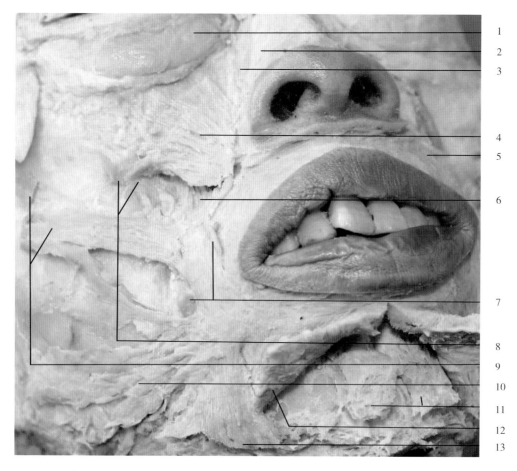

图1-44 去除皮肤及皮下脂肪显露口周肌肉（右侧）

1. 下睑眶隔脂肪 2. 鼻肌 3. 提上唇鼻翼肌 4. 提上唇肌 5. 口轮匝肌 6. 提口角肌 7. 面动脉 8. 颧小肌断端 9. 颧大肌断端 10. 笑肌 11. 颏肌 12. 降下唇肌 13. 降口角肌

颏肌：起于下颌骨侧切牙和中切牙牙槽，止于颏部皮肤（图1-45～图1-49）。

功能：上提颏部皮肤，做噘嘴的动作。

提上唇肌：起于眶下缘和眶下孔之间的骨面，肌纤维向下、向内于颧小肌和提上唇鼻翼肌之间与口轮匝肌融合（图1-47）。

提口角肌：起于眶下孔下面的尖牙窝，肌束向下外集中，止于口角外侧的口角轴与颧大肌、口轮匝肌，向降口角肌融合（图1-47）。

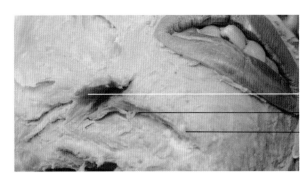

颏孔被降下唇肌、降口角肌覆盖。

做假体隆下颏手术时，通常剥离降下唇肌、降口角肌在颏孔内侧部分的起点。

1. 降口角肌
2. 颏神经
3. 降下唇肌

1
2
3

图 1-45　掀开降下唇肌观察颏神经（左侧）

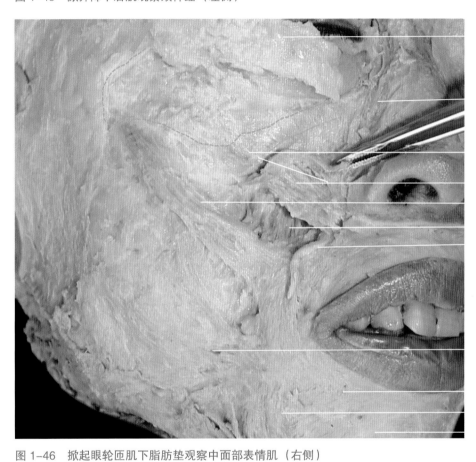

1. 向上掀起的眼轮匝肌下脂肪垫
2. 提上唇鼻翼肌
3. 颧小肌
4. 提上唇肌
5. 颧大肌
6. 提口角肌
7. 面动脉
8. 笑肌
9. 口轮匝肌
10. 降口角肌
11. 降下唇肌

1
2
3
4
5
6
7
8
9
10
11

图 1-46　掀起眼轮匝肌下脂肪垫观察中面部表情肌（右侧）

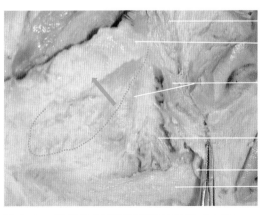

1
2
3
4
5
6

图 1-47　掀起提上唇肌观察提口角肌（右侧）

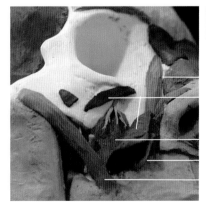

金医生面部解剖模型

1
3
4
5
6

图 1-48　中面部肌肉模型

1. 提上唇鼻翼肌　2. 眼轮匝肌下脂肪垫　3. 提上唇肌断面　4. 提口角肌　5. 面动脉　6. 颧大肌（绿色箭头为掀起方向）

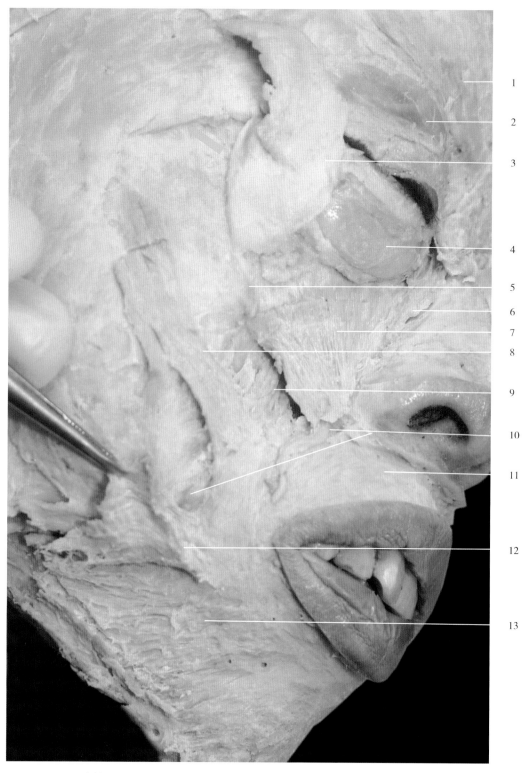

图 1-49 口周表情肌（右侧）

1.皱眉肌 2.上睑眶隔脂肪 3.向上掀起的眼轮匝肌下脂肪垫（按绿色箭头所示可还原） 4.下睑眶隔脂肪 5.颧小肌 6.提上唇鼻翼肌 7.提上唇肌 8.颧大肌 9.提口角肌 10.面动脉 11.口轮匝肌 12.降口角肌 13.降下唇肌

颞肌：起点为颞下线，止点为冠突（图 1-50）。

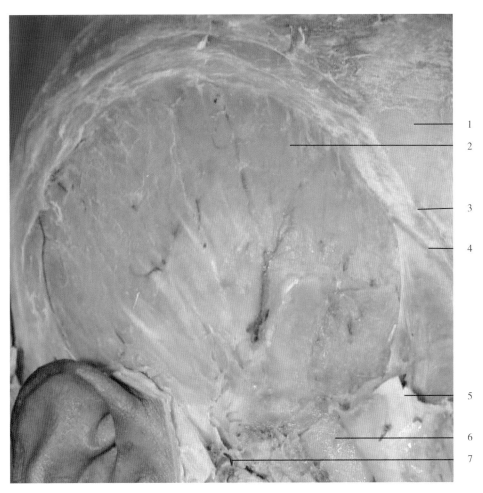

图 1-50　颞肌（右侧）

1.顶骨　2.颞肌　3.颞上线　4.颞下线　5.掀起的颧弓断端　6.掀起的颞深脂肪垫　7.颞中静脉

咬肌：起点如下，浅层为颧弓前 2/3、深层为后 1/3；止点为咬肌粗隆（图 1-51）。

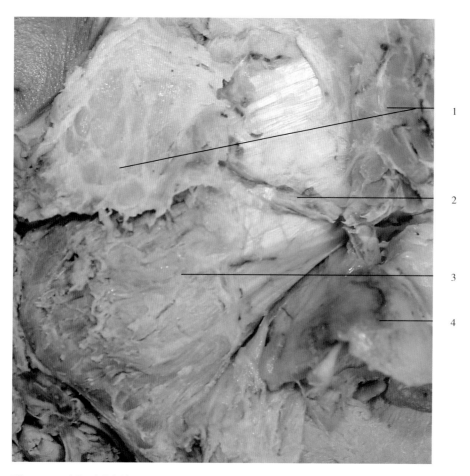

图 1-51　咬肌（右侧）

1. 切开的腮腺　2. 腮腺导管　3. 咬肌　4. 颊脂肪垫颊突

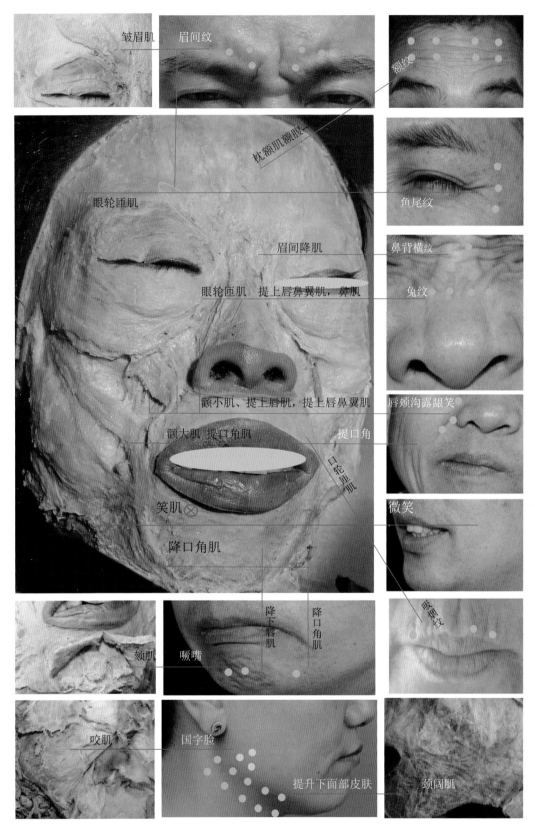

图 1-52　面部表情肌、咬肌肉毒素注射速查图

线的一端黑色字标注的是肌肉，另一端白色字标注的是其相对应的表情。注射肉毒素可抑制相应的面部表情，起到治疗的作用。笔者常用图上的注射方法：绿色圆点表示注射点，每点 2U，肌内注射，用 A 型肉毒素；黄色圆点是咬肌内注射，每点用量为 10U，间隔 1cm。通常禁止注射笑肌

12. 面颅骨的衰老变化

随着年龄的增长，面部骨骼会出现不均衡的吸收（图1-53）：眶上缘内侧1/3和眶下缘外侧1/3处会出现黑色a箭头所示的吸收，眼眶由端正的正方形变成外侧垮塌的菱形；梨状孔内侧下缘会吸收，如箭头b所示；中面部颧骨、上颌骨、眶下缘处的骨会出现骨吸收，如箭头c所示，口周的骨也会出现骨吸收，如箭头d所示。由于衰老，对食物摄入的减少或牙齿的缺失，上下颌骨会出现吸收，使咬合运动减少，会出现咬肌和颞肌萎缩，如箭头e所示；这使上面部颞侧出现凹陷，下面部脸形变方。我们用填充物填充红色环形凹陷处（颞部、颧弓下部），就能使面部轮廓回到年轻时的状态。进而再填充绿色区域（眶上缘内侧绿色区域有滑车上动脉走行，应谨慎操作），中面部的体积流失会得到改善。所以面部注射是有规律可循的，笔者常用T、V注射法。T的横笔是横过两眉弓的连线，竖笔是面部正中线，通过鼻背、唇珠、下颏的连线。V线的注射包括颞部、颧弓下部、下颏的填充。沿T线注射可使面部更立体。沿V线轮廓注射可使面部呈现年轻化外观。再加上3沟填充：泪沟、唇颊沟（法令纹）、颏颊沟（木偶纹），会起到锦上添花的效果。如果能够配合线雕提升加光电综合治疗，效果更佳。

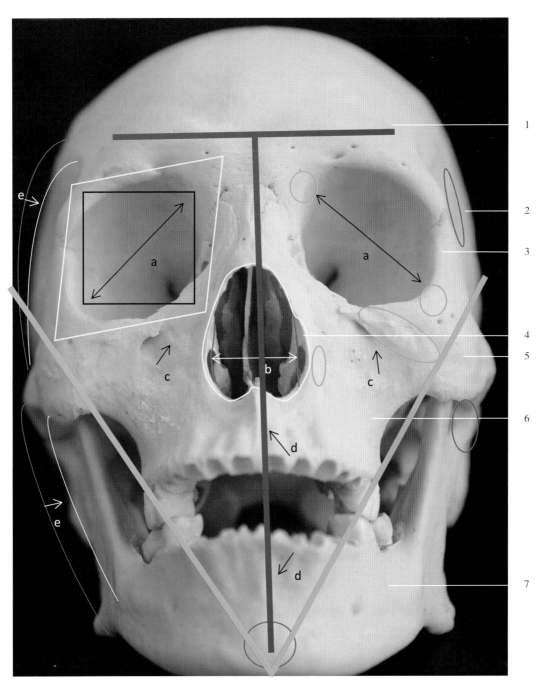

图 1-53 面颅骨的衰老变化示意图

1. 额骨 2. 颞部 3. 眼眶 4. 梨状孔 5. 颧骨 6. 上颌骨 7. 下颌骨

面部分区注射解剖图谱

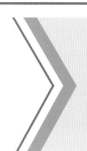

第二章
额　部

1. 影响额部形态的主要解剖结构

前额的形态主要受额骨眉弓、额结节的突度、皱眉肌、额肌、颞肌的影响。如果眉弓和额结节向前突出明显，前额会起伏不平，前额中部会形成一字形或十字形的浅沟（图 2-1）。这种凹陷在填充后，额部曲线会变得平滑柔顺。如果皱眉肌发达，会让眉间凹陷变得明显。如果颞肌发达，额颞交界处的弧形界线会加深。其次发际线的高低，眉毛的长短、疏密对前额形态的影响也比较大。所以要改善额头的形态，就要综合考虑额结节、眉弓的突度及皱眉肌、额肌、颞肌的厚薄。此外，眉毛的形态、发际线的位置也影响前额的形态。肌肉的发达与否与运动相关，经常锻炼的人肌肉发达，皱眉肌的强弱与情绪、表情、工作环境相关。经常哀伤或愤怒的人、经常思考或忧郁的人，因为习惯性皱眉，所以皱眉肌发达。经常在淋雨、阳光直射环境中工作的人皱眉肌发达，眉间呈现倒八字形的隆起；皱眉肌长时间收缩，在眉间容易形成"川字纹"。上睑下垂的患者，额肌为了代偿提上睑肌睁眼的功能，持续性收缩，向上牵拉眉部的皮肤和眉附近的眶部眼轮匝肌，久而久之，形成明显的额纹。颞肌的大小与咬肌相关联。例如，我们为了让咬肌肥大的人脸变瘦，常在咬肌内注射 A 型肉毒素，咬肌变小的同时，颞肌要代偿性变大。还有缺单侧磨牙的患者，因健侧咀嚼较多的原因，健侧咬肌、颞肌发达；患侧咬肌、颞肌体积也会变小。这都是相关肌肉失用性萎缩或者代偿引起的面部形态的改变，在做注射时就需要整体考虑。

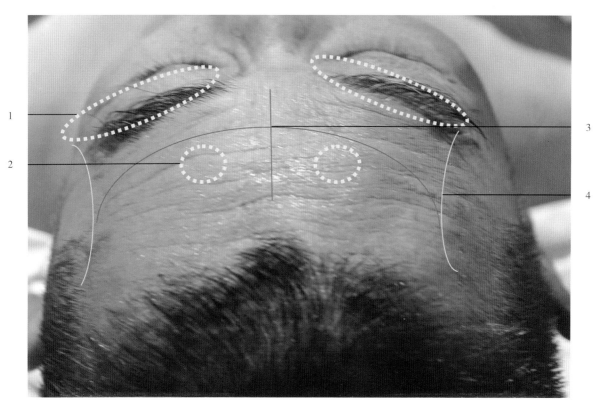

图 2-1　额部正上面观

1. 眉弓　2. 额结节　3. 十字形凹陷　4. 额颞交界区

2. 额骨

额骨正上面观（图 2-2）。

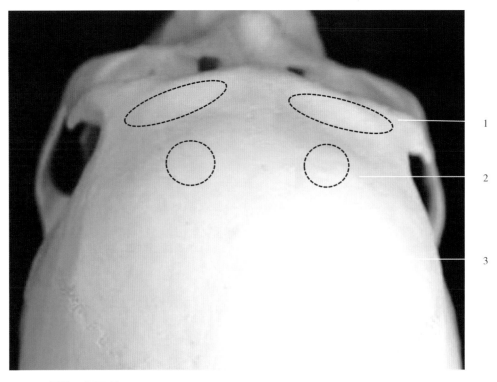

图 2-2　额骨正上面观
1. 眉弓　2. 额结节　3. 额骨

额骨眶上缘（由内侧额骨鼻突至外侧颞突的形态）内侧平坦光滑，过眶上孔后突然变得尖锐（图 2-3、图 2-4）。这种形态变化很容易被触及。这可以用来定位眶上切迹。

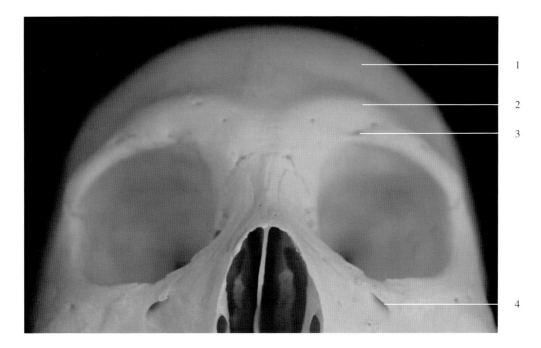

图 2-3 眶上缘

1. 额骨 2. 眉弓 3. 眶上孔 4. 眶下孔

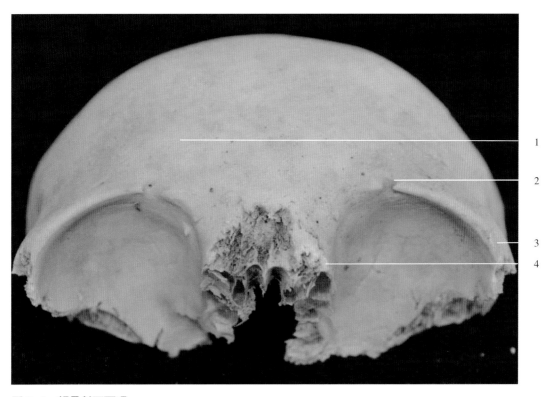

图 2-4 额骨斜下面观

1. 眉弓 2. 眶上孔 3. 额骨颞突 4. 额骨鼻突

3. 眶上孔、眶下孔、颏孔

　　由于眶上孔、眶下孔、颏孔的位置几乎在一条垂线上，如果能定位眶上孔的位置，也就找到眶下孔和颏孔了。具体方法：过眶上孔向下做垂线。在这条垂线上，眶下孔在眶下缘下 0.8cm 的位置，颏孔在下颌缘至下牙槽骨上缘的中点（图 2-5），这些孔分别是眶上、眶下、颏神经阻滞的阻滞点。

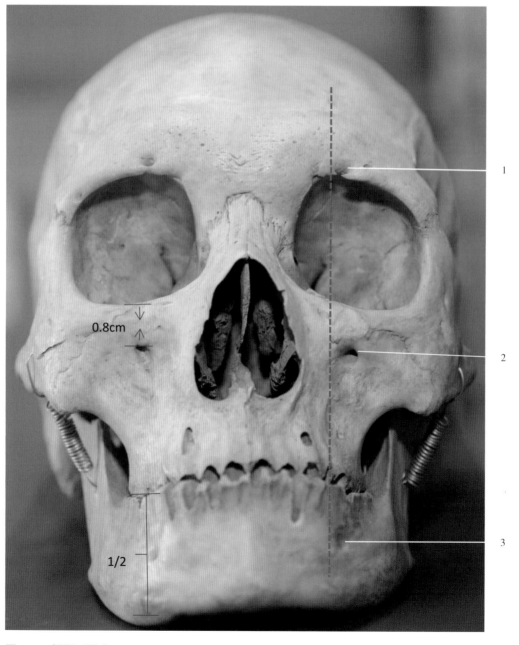

图 2-5　颅面正面观
1. 眶上孔　2. 眶下孔　3. 颏孔

4. 眶上神经、滑车上神经阻滞

　　按图 2-6 箭头所示方向，由眶上缘内侧向外侧触诊，在钝锐交界处可触及小凹陷，用力按有酸胀的感觉，笔者常在此处注射，针尖抵骨面后，回抽无血，注射 2% 的利多卡因 0.5mL（含肾上腺素），阻滞眶上神经。

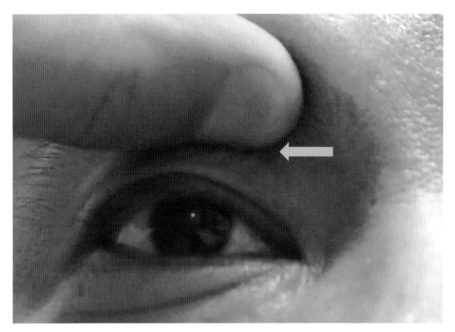

图 2-6　触诊眶上孔

　　在斜行的眉间折痕与眶上缘的交会处抵骨面注射，可阻滞滑车上神经（图 2-7）。成功阻滞眶上神经和滑车上神经后进行额部手术或注射，患者就不会有痛感了。

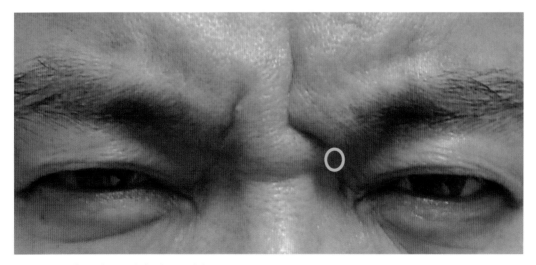

图 2-7　滑车上神经阻滞点（绿圈内）

5. 额部皮下结构（图2-8、图2-9）

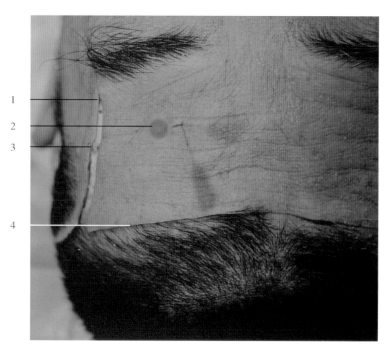

1. 在额颞交界处切开
2. 在眉上 2cm 处注射定位
3. 颞浅动脉额支分支
4. 沿发际线切开

图 2-8　额部正上面观

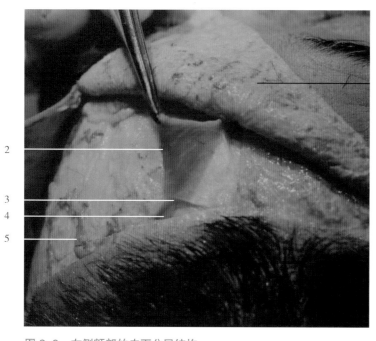

1. 皮肤及浅筋膜
2. 枕额肌额腹
3. 疏松结缔组织
4. 额骨骨膜
5. 颞浅动脉额支

图 2-9　左侧额部的皮下分层结构

6. 枕额肌额腹下结构

在眉上 2cm 处注射，在定位针尖的位置已经能看到眶上动脉了。所以在这个部位注射玻尿酸要谨慎（图 2-10）。眶上缘 2cm 处至眶上缘骨膜浅面有血管出现，在此层禁止用锐针进行强力注射。

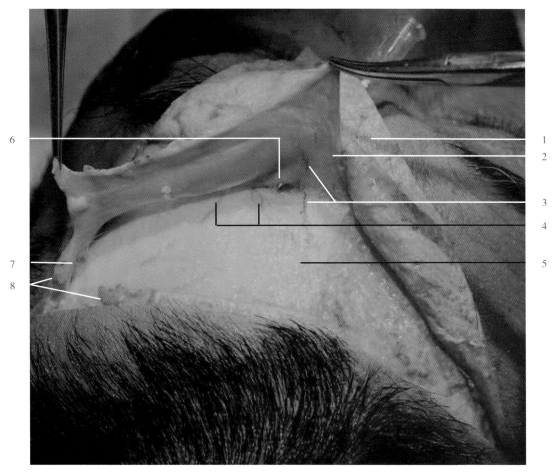

图 2-10　枕额肌额腹下结构

1. 皮肤及浅筋膜　2. 枕额肌额腹　3. 滑车上动脉　4. 眶上动脉　5. 枕额肌额腹下疏松结缔组织　6. 针尖　7. 颞上隔　8. 颞浅动脉额支

7. 颞浅动脉额支（图2-11）

额颞交界处注射要点：在额颞交界上（白色圆圈处），皮下浅筋膜上有颞浅动脉额支近乎垂直于额颞交界弧线通过，至枕额肌额腹表面，易出现血管内注射。所以对于额颞交界处，通常在深层注射（图2-11）。

由于颞上隔的牵拉，使额颞交界处的填充变得困难。颞上隔处的颞浅筋膜表面有颞浅动脉额支通过，所以此处建议在额肌下、额骨骨膜浅面，或颞中筋膜下、颞深筋膜浅面填充。

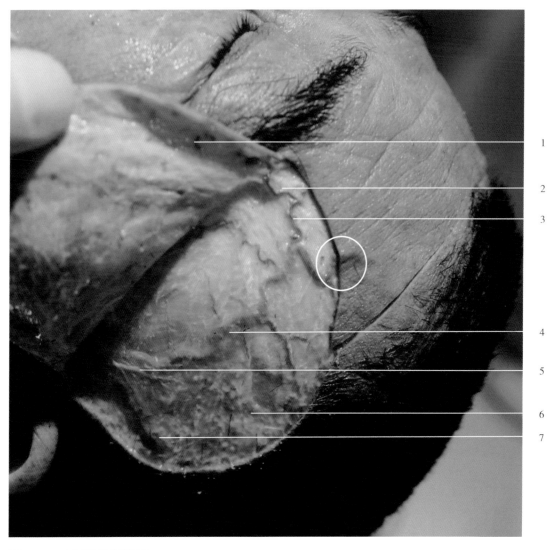

图2-11　左侧颞部皮下结构

1. 皮肤　2. 颞浅动脉额支分支　3. 颞浅动脉额支眶上动脉吻合支　4. 颞浅动脉额支　5. 耳颞神经　6. 颞浅筋膜　7. 颞浅动脉顶支

8. 颞上隔（图2-12、图2-13）

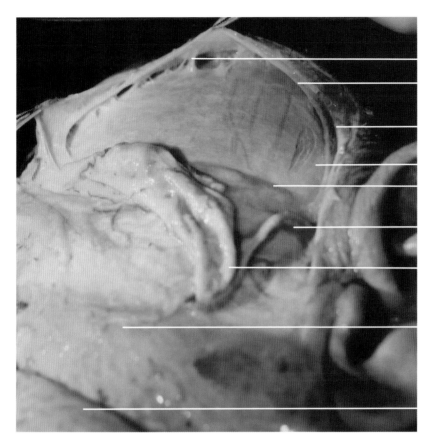

1 ── 1
2a ── 2a
3a ── 3a
4 ── 4
2b ── 2b
5 ── 5
3b ── 3b
6 ── 6
7 ── 7

1. 颞上隔
2a. 2b 颞中筋膜
3a. 3b 颞浅筋膜
4. 颞深筋膜
5. 颞浅动脉
6. SMAS
7. 皮肤

图 2-12　掀开颞浅筋膜、颞中筋膜侧面观颞部结构

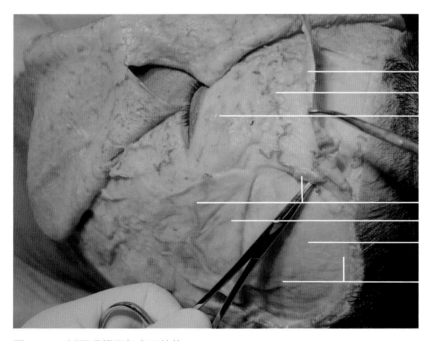

1 ── 1
2 ── 2
3 ── 3
4 ── 4
5 ── 5
6 ── 6
7 ── 7

1. 额肌
2. 眶上动脉与颞浅动脉
　　额支的交通支
3. 眼轮匝肌
4. 颞浅动脉
5. 颞浅筋膜
6. 颞深筋膜
7. 颞中筋膜

图 2-13　侧面观额颞部皮下结构

图 2-13 中下面那个止血钳所指的是颞上隔上的颞浅动脉额支的下方，即在颞浅筋膜、额肌下注射相对安全。

额颞交界处的解剖结构有 2 个特点：①其下方有栅栏样的解剖结构为颞上隔；② SMAS 表面有颞浅动、静脉额支通过。

9. 滑车上动脉、眶上动脉、颞浅动脉额支（图 2-14）

滑车上动脉：穿出滑车上孔或滑车上切迹后，多数在皱眉肌的浅面与眼轮匝肌之间走行，在距离眶上缘上方 15.2 ± 2.6mm、距离中线 12.1 ± 1.4mm 处穿出额肌走行于皮下。在眉头眉上 2cm 附近皮下注射时要注意滑车上动脉。

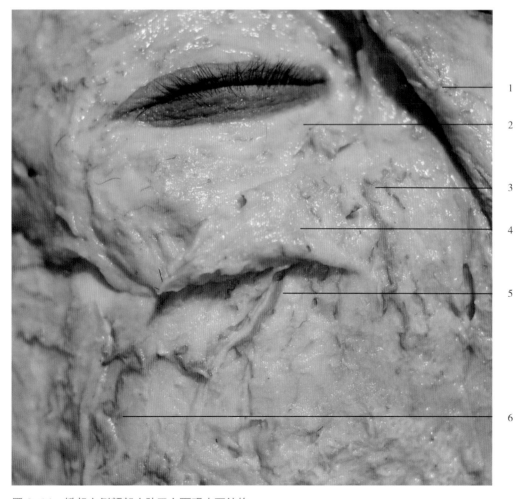

图 2-14　掀起左侧额部皮肤正上面观皮下结构

1. 皮肤　2. 眼轮匝肌　3. 滑车上动脉　4. 掀起的部分额肌　5. 眶上动脉和眶上神经　6. 颞浅动脉额支

常见一些医师为了使鼻根和眉弓更立体，常在此处进行皮下注射，应谨慎操作。眉间纹的治疗在美容外科常见，靠近眉头的纵纹皮下就有滑车上动脉走行，为了避免栓塞，建议初学者不要用玻尿酸注射填充，选肉毒素治疗为佳。

10. 眶上附着、额肌下疏松结缔组织和眶上动脉深支

因为额肌与额骨骨膜间有疏松结缔组织（图 2–15、图 2–16）存在，所以枕额肌额腹在额骨表面容易滑动，容易剥离；此平面既是额部除皱手术的解剖剥离平面，也是脂肪颗粒或玻尿酸注射的常用平面。此平面有 3 个主要的血管，分别是：位于滑车正上方的滑车动脉骨

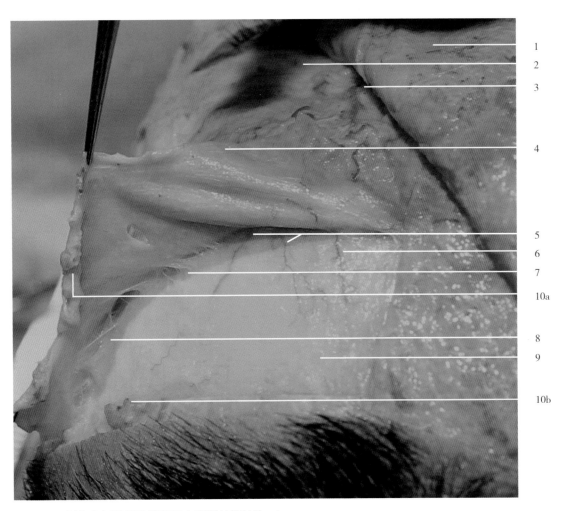

图 2–15　掀起左侧枕额肌额腹正上面观其下结构 –1

1. 皮肤　2. 眼轮匝肌　3. 滑车上动脉　4. 枕额肌额腹　5. 眶上动脉骨膜支内、外侧支　6. 滑车上动脉骨膜支　7. 眶上附着　8. 颞上隔　9. 疏松结缔组织　10a、10b. 颞浅动脉额支

膜支，走行距离大约是眶上缘正上方 2cm；眶上动脉骨膜支内侧支，走行距离大约为眶上孔正上方 2cm；眶上动脉骨膜支外侧支，沿眶上附着和颞上隔内侧走行。眶上动脉骨膜支和滑车上动脉骨膜支位于骨膜表面，做额部深层注射时，尤其是用锐针在骨膜面强压力注射时应谨慎避让。

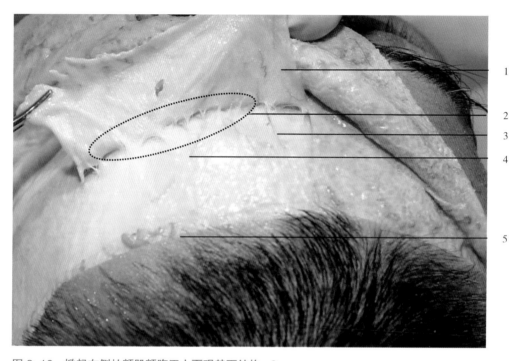

图 2-16 掀起左侧枕额肌额腹正上面观其下结构 -2

1. 枕额肌额腹　2. 眶上附着　3. 滑车上动脉骨膜支　4. 眶上动脉骨膜支　5. 颞浅动脉额支

11. 额骨骨膜

　　向上掀起骨膜，可清楚地看到骨膜表面有眶上动脉和滑车上动脉骨膜支像树冠一样分布（图 2-17、图 2-18）。

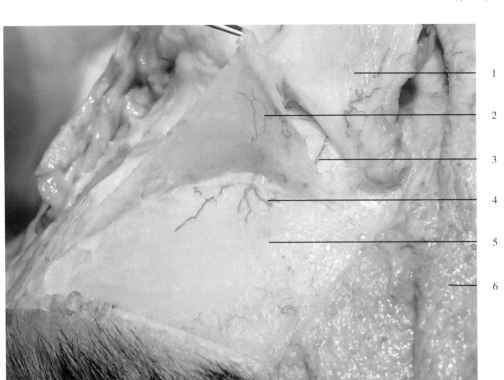

图 2-17　掀起左侧枕额肌额腹、左侧疏松结缔组织侧上面观其下结构

1. 额肌筋膜　2. 疏松结缔组织　3. 滑车上动脉骨膜支　4. 眶上动脉骨膜支　5. 骨膜　6. 皮肤

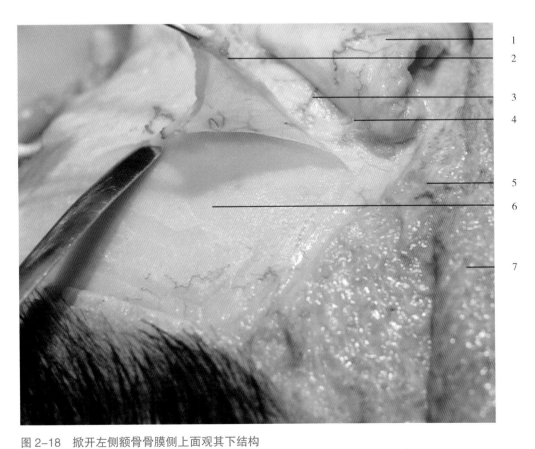

图 2-18　掀开左侧额骨骨膜侧上面观其下结构

1. 枕额肌额腹　2. 额骨骨膜　3. 眶上动脉骨膜支　4. 疏松结缔组织　5. 浅筋膜　6. 额骨　7. 皮肤

12. 额部注射要点

如图 2-19 所示 A、B、B`、C、D 标注的红色椭圆形区域是血管分布区域。B`区，是眶上动脉出眶上孔后，于额肌下走行 2cm 左右后穿入额肌处的血管。此血管较粗，注射时应特别注意。B 区，位于眶上孔正上方眶上动脉骨膜支分布区。C 区、D 区位于滑车上动脉的正上方，是滑车上动脉骨膜支的内、外侧支分布区。A 区位于眉弓与额结节间的凹陷处，是眶上动脉骨膜支和滑车上动脉骨膜支的网状吻合区域。14 是眶上孔、眶上神经穿出处，是眶上神经阻滞点。

额骨表面注射要点：抬高眉弓时建议做皮下注射，眉头部分皮下注射填充时要注意滑车上动脉，如果非要在 B`、B、C、D 部位注射填充时，用钝针退针注射。A 区是额中部凹陷常用注射部位。注射时应禁止用细小锐针强力注射此区骨膜面，以防注入血管内。

眶上动脉：出眶上孔后于额骨与额肌之间向正上方走行，再入额肌，在肌内向外上方走行一段，最后出额肌，于额肌表面与颞浅动脉额支的分支吻合。如图 2-20 所示，绿圈处禁止进行深层注射填充，黄圈处禁止进行额肌内注射，红圈处禁止进行皮下浅层注射。

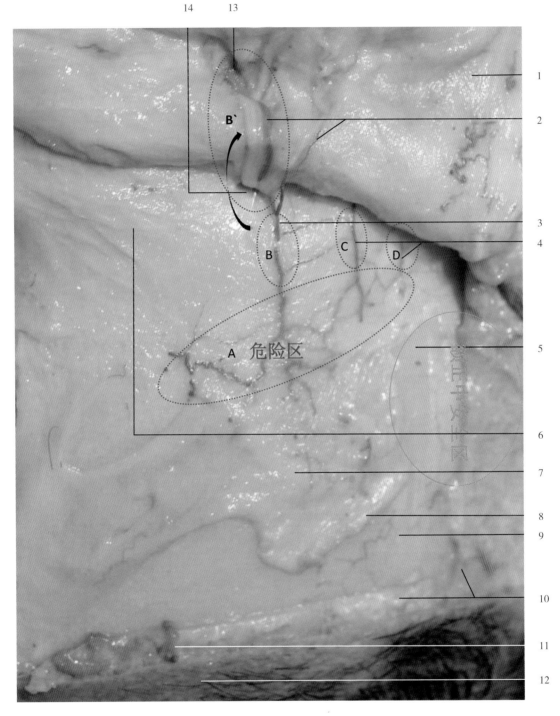

图 2-19　掀起左侧枕额肌额腹后正上面观其下结构

1.额肌筋膜　2.眶上血管神经束　3.眶上动脉骨膜支　4.滑车上动脉骨膜支内、外侧支　5.额骨　6.眉弓　7.额结节　8.额
肌下疏松结缔组织　9.骨膜　10.枕额肌额腹　11.颞浅动脉额支　12.皮肤　13.眶上动脉主干穿入额肌点　14.眶上孔

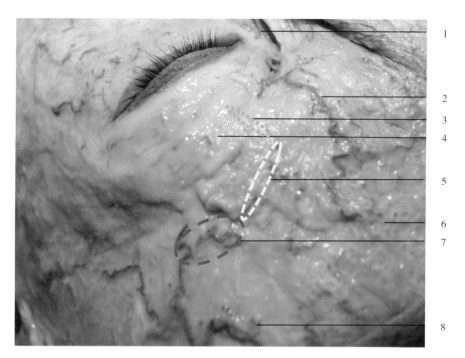

图 2-20　掀起左侧额部皮肤正上面观其下结构

1. 内眦动脉　2. 滑车上动脉　3. 额肌下眶上动脉投影　4. 眼轮匝肌　5. 额肌内眶上动脉的投影　6. 皮下脂肪　7. 颞浅动脉额支与眶上动脉的吻合支　8. 颞浅动脉额支

13. 额肌、皱眉肌、眶上动脉深支、滑车上动脉（图2-21、图2-22）

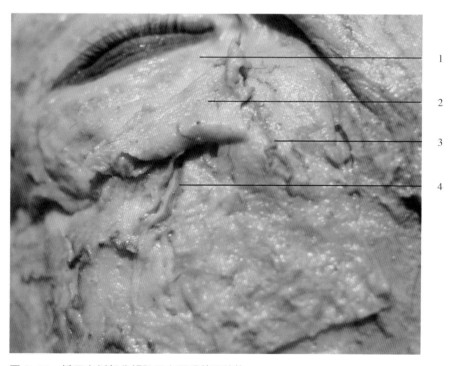

图 2-21　掀开左侧部分额肌正上面观其下结构

1. 眼轮匝肌　2. 掀起的部分枕额肌额腹　3. 滑车上动脉　4. 眶上动脉和眶上神经

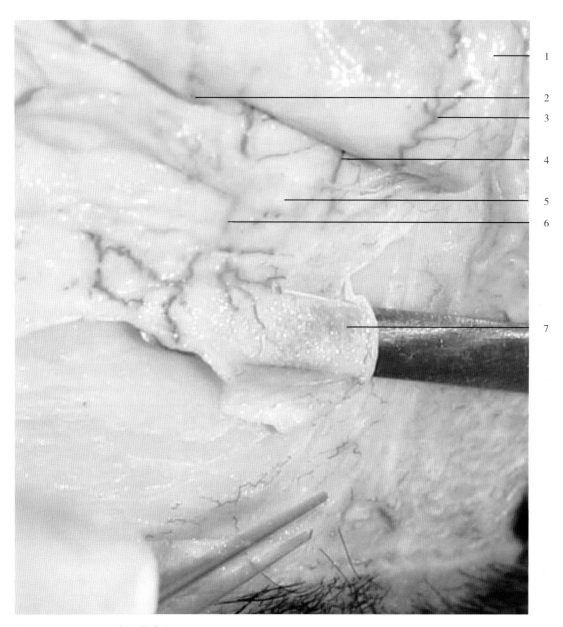

图 2-22 左侧眶上动脉骨膜支

1.掀起的枕额肌额腹 2.眶上动脉深支 3.滑车上动脉深支 4.滑车上动脉骨膜支 5.疏松结缔组织 6.眶上动脉骨膜支 7.额骨骨膜

14. 皱眉肌、眉脂肪垫

　　皱眉肌内侧端位于枕额肌额腹下，外侧穿枕额肌额腹与眼轮匝肌交会处而出，止于皮下。注射治疗眉间纹时要注意这种层次关系（图 2-23、图 2-24）。

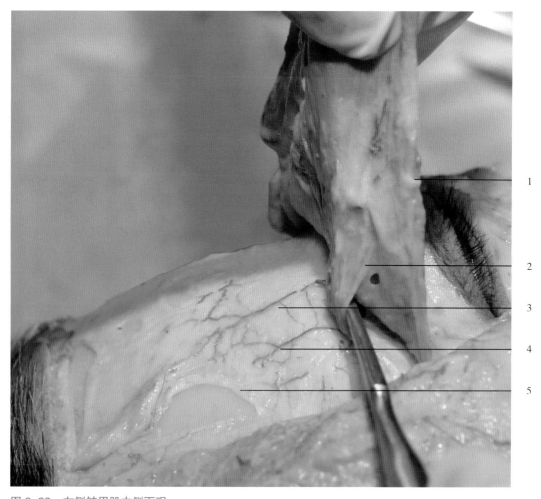

图 2-23　左侧皱眉肌内侧面观

1.枕额肌额腹　2.皱眉肌　3.眶上动脉骨膜支　4.滑车上动脉骨膜支　5.骨膜

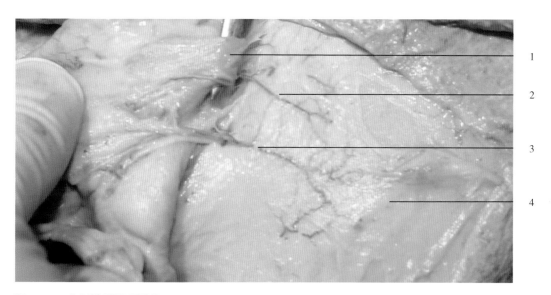

图 2-24　左侧皱眉肌下面观

1.皱眉肌深面　2.滑车上动脉骨膜支　3.眶上动脉骨膜支、眶上神经　4.额骨骨膜眉脂肪垫：位于额肌与眼轮匝肌交会处深面，上眶缘骨膜浅面，皱眉肌下外侧，眉外侧 2/3 深面。有润滑作用，可缓冲肌肉与骨面的摩擦。有的客人眉弓较低，也可通过在此处注射填充剂的方法来抬高眉弓。此部位注射要注意其内侧的眶上动、静脉（图 2-25、图 2-26）。

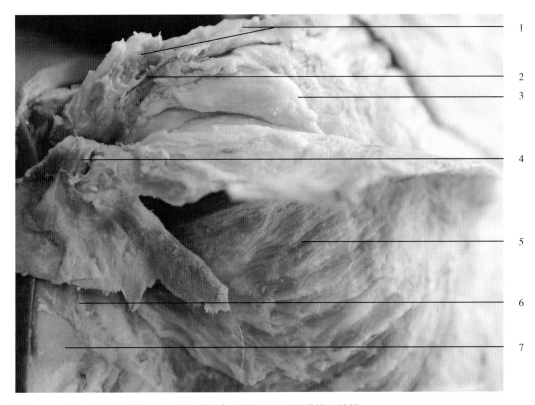

图 2-25 掀开左侧降眉间肌，眶上方眶部眼轮匝肌正面观其下结构

1. 皱眉肌 2. 眶上动、静脉 3. 眉脂肪垫 4. 降眉间肌 5. 眼轮匝肌 6. 鼻肌 7. 上外侧软骨

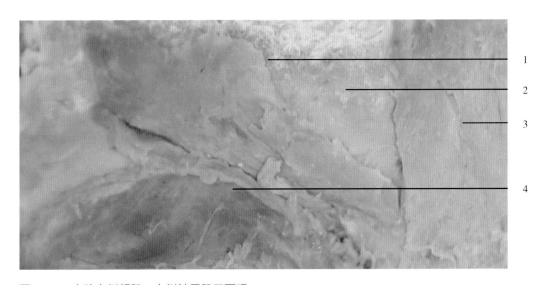

图 2-26 去除右侧额肌，右侧皱眉肌正面观

1. 右侧皱眉肌 2. 右侧眉弓 3. 左侧枕额肌额腹 4. 右侧上睑眶隔脂肪

15. 眶上神经深支、额部安全注射区（图2-27、图2-28）

额部正中骨面血管较少，图2-28中的绿色椭圆区域是安全注射填充区域。

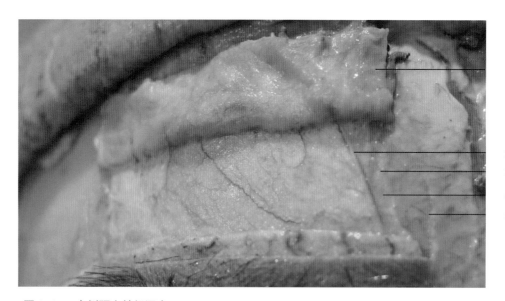

图2-27　右侧眶上神经深支 –1

1. 掀起的右侧枕额肌额腹及筋膜　2. 右侧眶上神经深支　3. 右颞上隔断端　4. 额骨骨膜　5. 右颞深筋膜

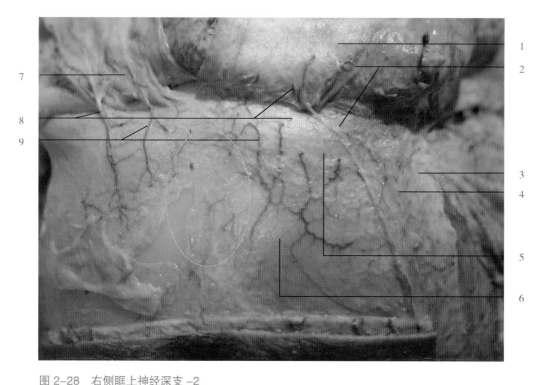

图2-28　右侧眶上神经深支 –2

1. 掀起的右侧枕额肌额腹　2. 眶上神经深浅支　3. 颞深筋膜　4. 颞上隔起始端　5. 眉弓　6. 额结节　7. 左侧皱眉肌　8. 眶上动脉　9. 滑车上动脉骨膜支

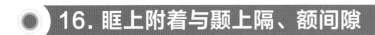

16. 眶上附着与颞上隔、额间隙

　　额骨面与枕额肌额腹间有额间隙存在，在此层注射按压可把注射物向四周摊开。因此在额部深层注射时注射物容易移动（图 2-29）。

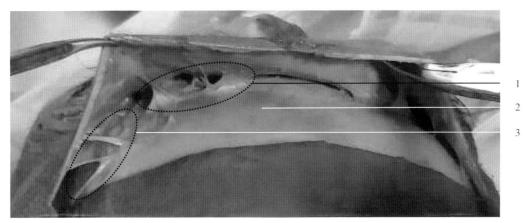

图 2-29　沿前额发际线切开皮肤深至额骨，上面观颞上隔和眶上附着

1. 眶上附着　2. 额间隙　3. 颞上隔

17. 额部注射填充案例

　　临床案例 1（图 2-30 ~ 图 2-35）：　额部凹陷。额结节、眉弓过于向前突出，其间凹陷明显。

　　治疗方案：行额部自体脂肪颗粒注射术。

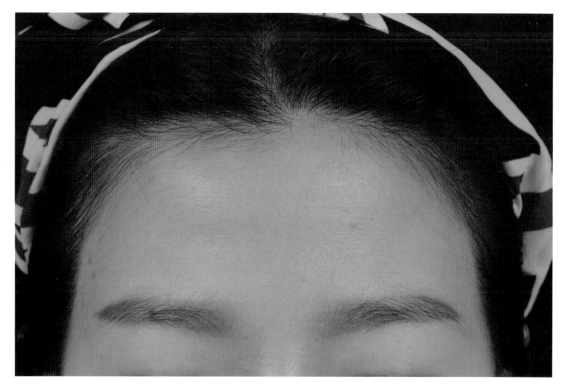

图 2-30　术前正位照片

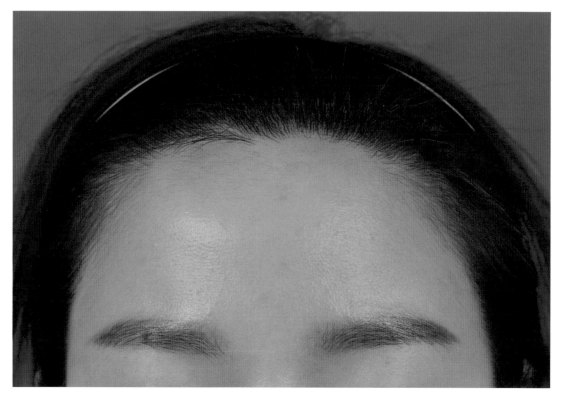

图 2-31　术后 6 个月正位照片

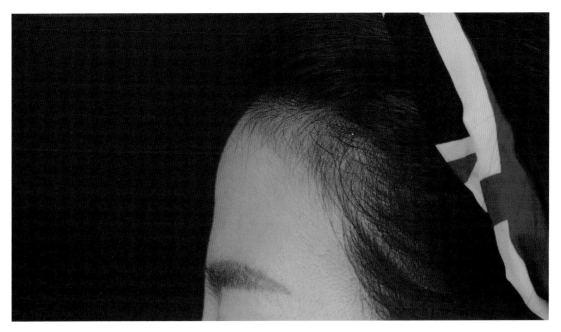

图 2-32　术前左侧位照片

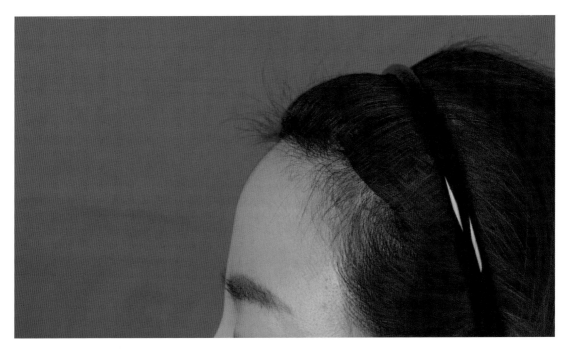

图 2-33　术后 6 个月左侧位照片

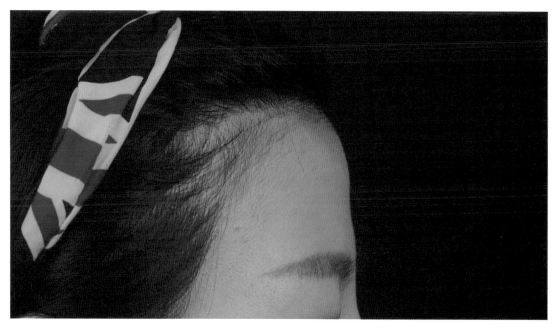

图 2-34　术前右侧位照片

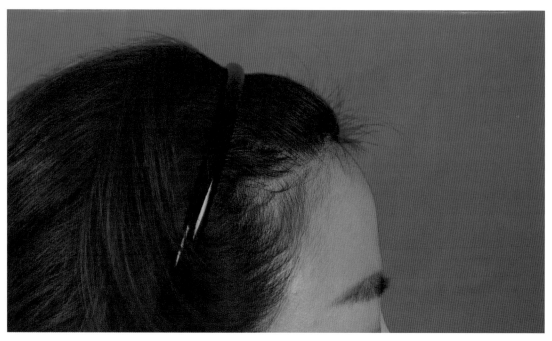

图 2-35　术后 6 个月右侧位照片

临床案例 2（图 2-36、图 2-37）：额部凹陷。额结节、眉弓过于向前突出，其间凹陷明显。

治疗方案：行额部玻尿酸注射填充。

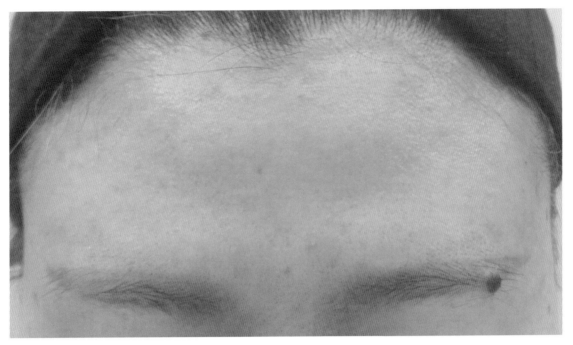

图 2-36 术前额部正位照片

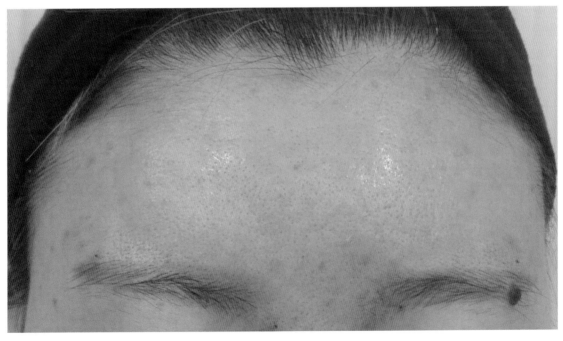

图 2-37 术后额部正位照片

18. 眉间纹正下方的滑车上动脉

靠近眉头侧眉间纵纹的皮下正下方有滑车上动脉走行，应谨慎在皮下填充，笔者在治疗眉间纹时先用肉毒素治疗，如果效果不佳，再行真皮内填充治疗（图 2-38 ~ 图 2-40）。

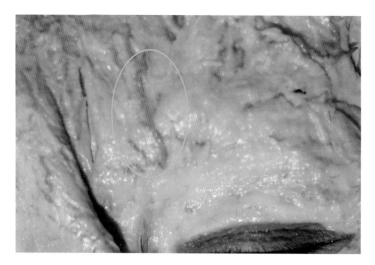

图 2-38　正面观左侧滑车上动脉

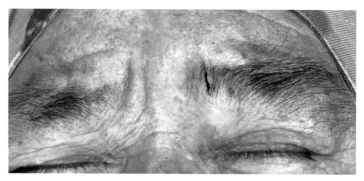

图 2-39　左侧眉间纹异物经手术切口取出

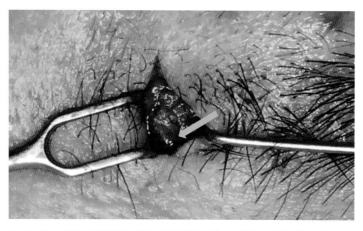

图 2-40　眉间纹正下方填充术中所见滑车上动脉（绿色箭头所示）

19. 玻尿酸眉间纹填充（图2-41、图2-42）

眉间纵纹填充术中一定要注意在皱纹的正下方皮下走行的滑车上动脉。

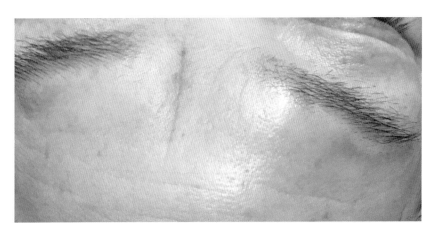

图 2-41　术前眉间纹

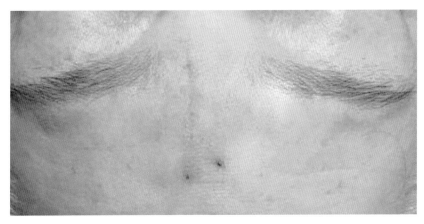

图 2-42　注射 1mL 玻尿酸填充眉间纹真皮深层即刻

面部分区注射解剖图谱

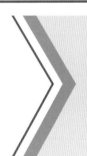

第三章
颞　部

1. 颞部左侧面观

在外耳上缘至眉尾连线（图 3-1 中绿线）、发迹线前缘 1cm 处将针刺入，针尖所在位置是颞下隔（图 3-1、图 3-6）。颞下隔以下的解剖结构复杂，会出现颞浅脂肪垫，其内上缘有颞中静脉等血管，注射时需要注意。

图 3-1 中绿色圆圈所对的骨面（图 3-1、图 3-29）无重要的解剖结构，笔者常在此处做玻尿酸注射。

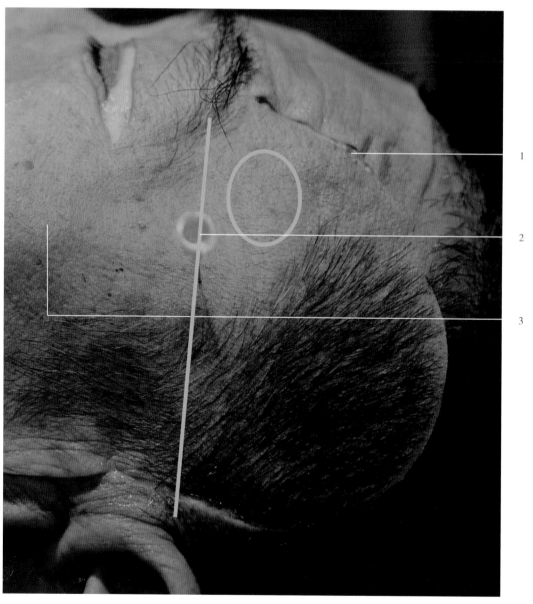

图 3-1　左侧颞部

1. 颞部切开线　2. 定位用针头　3. 颧弓

2. 颞部骨骼侧面观（图3-2）

颧弓体表定位方法：眶下缘至外耳门的连线就是颧弓（图3-2）的位置。颧弓浅面有颞深筋膜浅层附着，其内侧面有颞深筋膜深层附着（图5-30），颞深筋膜的深、浅两层与颧弓围成的近似韭菜盒形的腔隙内有颞浅脂肪垫（图3-15），其内含有颞中静脉，面神经颞支在颧弓表面中1/3横跨而过。颧弓前外侧面是咬肌起点，其后下有腮腺，其上方是颞肌，所以定位颧弓的位置非常重要（图3-22）。颞上线有颞筋膜附着，颞下线有颞肌附着（图1-50）。

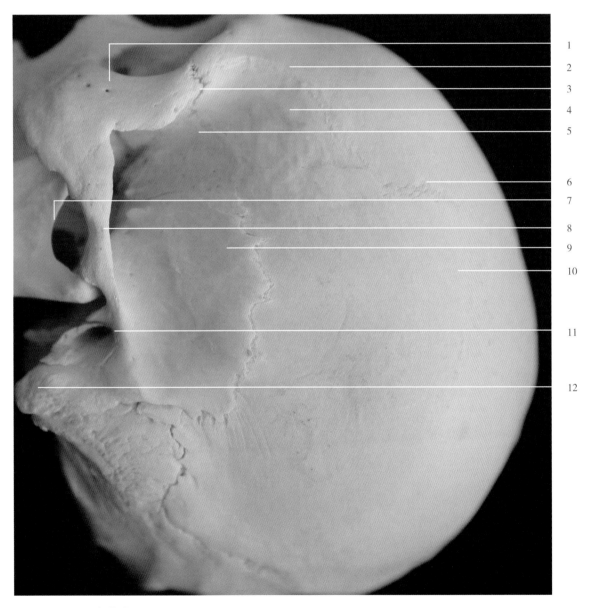

图3-2 左侧颞部骨骼

1. 颧面神经孔 2. 颞上线 3. 额颧缝 4. 颞下线 5. 蝶骨 6. 冠状缝 7. 下颌骨切迹 8. 颧弓 9. 颞骨 10. 顶骨 11. 外耳门 12. 乳突

3. 颞浅动脉

颞浅动脉：颞浅动脉是颈外动脉的终末支，穿过颧弓分为两支，分别为顶支和额支。顶支直向上走行至头顶部，额支于颧弓上缘处分出（此处颞浅动脉位置表浅，能触及其波动）。在颞浅筋膜表面向前上方弯弯曲曲地走行至额结节附近，沿途以近乎与主干垂直状发出分支，分别营养眼轮匝肌、额肌、帽状腱膜和皮肤。

颞部浅层注射要点：颞浅动脉走行在皮下，颞浅筋膜的表面，顶支在耳屏前缘，呈直线向上伸入发际至头顶部，额支于颧弓上缘处与顶支近乎垂直发出，呈弧线穿过额颞交界处，所以在此层注射应谨慎，如果非要在此层注射，可以用较粗的钝针在绿色圆圈处退针的同时推药，行无压力注射（图 3-3）。

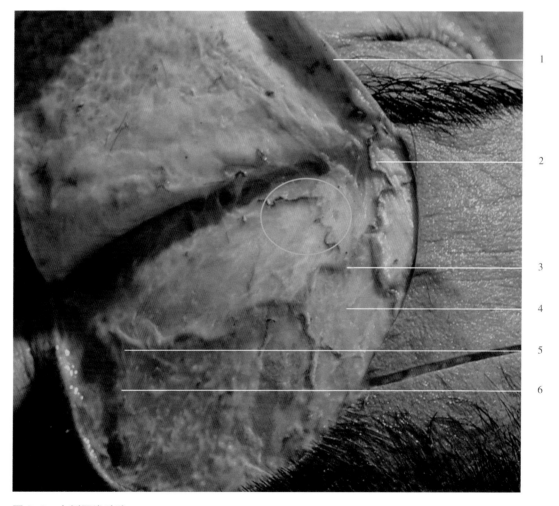

图 3-3　左侧颞浅动脉

1. 皮肤　2. 颞浅动脉眉尾侧分支　3. 颞浅动脉额支　4. 颞浅筋膜　5. 耳颞神经　6. 颞浅动脉顶支

4. 颞浅动脉、颧眶动脉（图 3-4）

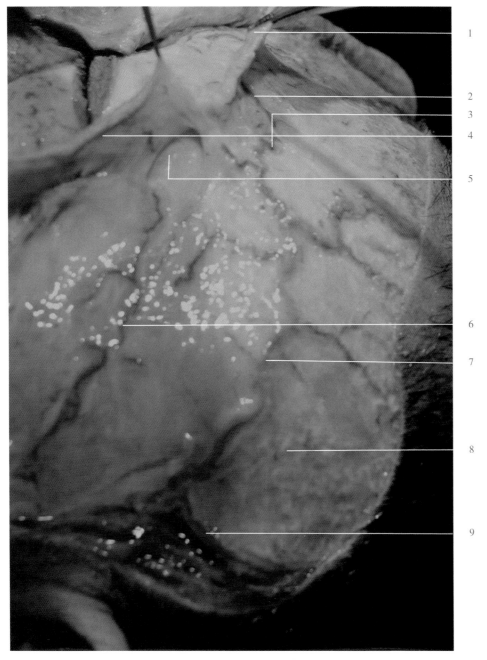

图 3-4　去除皮肤后的左侧颞部皮下组织

1. 提起部分枕额肌额腹　2. 眶上动脉　3. 颞浅动脉与眶上动脉的吻合支　4. 眼轮匝肌眶部　5. 额骨颞突　6. 颧眶动脉　7. 颞浅动脉额支　8. 颞浅筋膜　9. 颞浅动脉顶支

5. 眼轮匝肌下支持侧韧带、颧前间隙、颧弓韧带

　　在皮下脂肪与SMAS之间分离额颞部，在眶周外侧隐约可见眼轮匝肌肌与皮肤紧密相连，在眼轮匝肌下支持侧韧带与颧弓韧带之间可见颧前间隙（图3-5）。

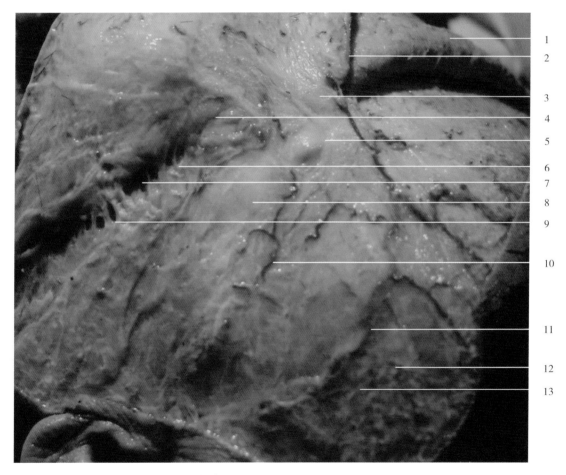

图 3-5　掀起左侧眼轮匝肌、枕额肌额腹侧面观其下结构

1、2. 皮肤　3. 眶上支持韧带　4. 眼轮匝肌　5. 额骨颧突　6. 眼轮匝肌下支持韧带　7. 颧前间隙　8. 颧骨　9. 颧弓韧带　10. 颧眶动脉　11. 颞浅动脉额支　12. 颞浅筋膜　13. 耳颞神经

6. 颞浅筋膜（图3-6~图3-8）

注射针的针尖在颞下隔的位置穿出，针头体表的位置如图 3-1、图 3-6 所示。

以颞下隔为界，其上至颞上隔之间解剖结构简单，其下至颧骨弓之间解剖结构复杂（图 3-14、图 3-22）。

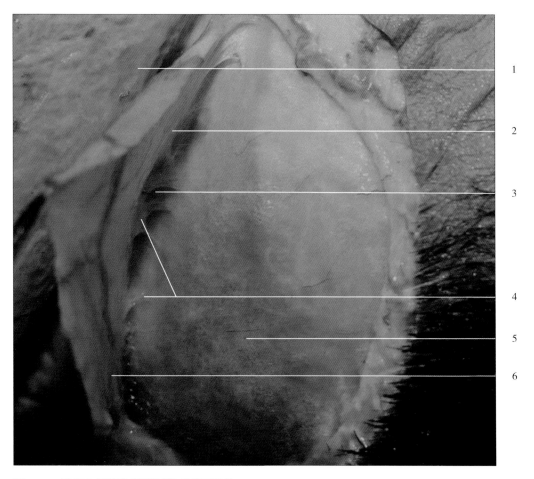

图 3-6　掀起左侧颞浅筋膜侧面观其下结构

1. 皮肤　2. 颞浅筋膜　3. 定位针头　4. 颞下隔　5. 颞中筋膜　6. 颞浅动脉

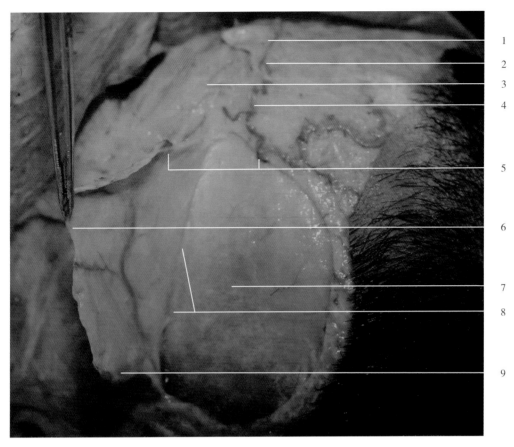

图 3-7 掀起颞浅筋膜观察颞浅动脉

1. 掀起的部分枕额肌额腹　2. 眶上动脉　3. 眼轮匝肌　4. 颞浅动脉额支与眶上动脉的吻合支　5. 颞浅动脉额支　6. 颞浅筋膜　7. 颞中筋膜　8. 颞下隔　9. 颞浅动脉顶支

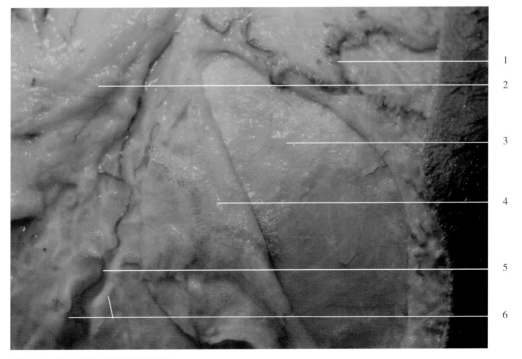

图 3-8 左侧眶外侧区皮下结构

1. 颞浅动脉额支　2. 眼轮匝肌　3. 颞中筋膜　4. 颞浅筋膜　5. 颧眶动脉　6. 颞浅筋膜

7. 颞中筋膜

颞中筋膜： 是位于颞浅筋膜与颞深筋膜之间的一层半透明的薄膜，起于颞中线，颞中筋膜与其浅面的颞浅筋膜在颧弓上方相混，不易分离。

如图 3-9 所示：镊子提起的是颞中筋膜，与颞深筋膜结合疏松，其间无重要结构，是注射的安全区域。缺点：注射物容易滑动（图 3-10）。

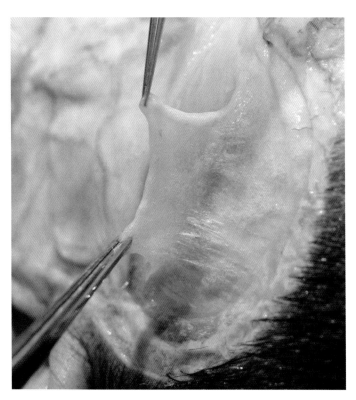

图 3-9 左侧颞中筋膜与颞深筋膜的疏松结合

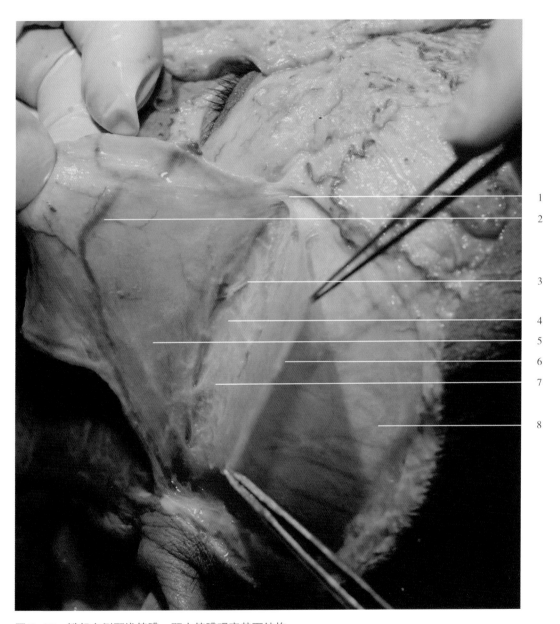

图 3-10　掀起左侧颞浅筋膜、颞中筋膜观察其下结构

1. 眶韧带　2. 颞浅动脉额支　3. 颧颞动脉与颧颞神经　4. 颞浅脂肪垫　5. 掀起的颞浅筋膜　6. 颞中筋膜　7 . 颞深筋膜浅层　8. 颞深筋膜

8. 颞下隔

图 3-11 中绿色椭圆形区域是做中面部提升手术时由颞部进入中面部的入口，可放置微拉美提升；笔者用锯齿线做中面部提升时，也常把线置入这个层次。入口的顶是颞深筋膜浅层，此处离面神经颞支很近；入口的底是颞深筋膜深层，其间是颞浅脂肪垫。颞浅脂肪垫上缘靠近颞下隔，附近有颞中静脉，入口的外侧是颧颞动脉和神经（图 3-11～图 3-24）。

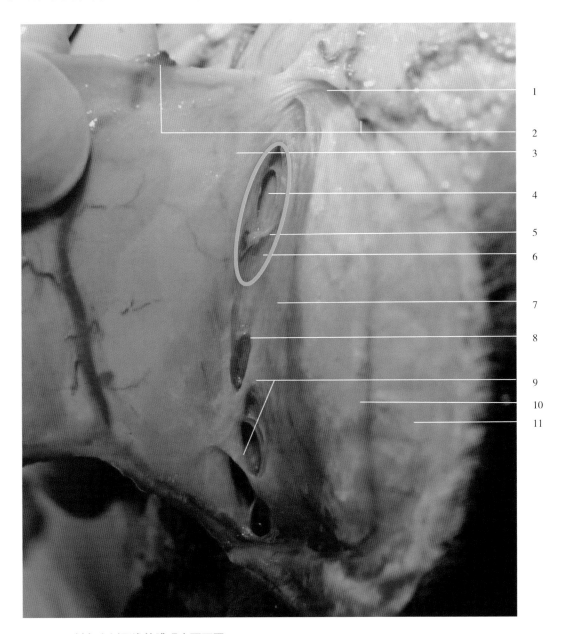

图 3-11 掀起左侧颞浅筋膜观察颞下隔

1.眶韧带 2.颞浅动脉额支 3.颞浅筋膜 4.颞深筋膜深层 5.颧颞动脉内侧支 6.颞浅脂肪垫 7.颞下隔 8.颧颞动脉外侧支 9.颞下隔 10.颞中筋膜 11.颞深筋膜

9. 面神经颞支、颧颞动脉（图3-12、图3-13）

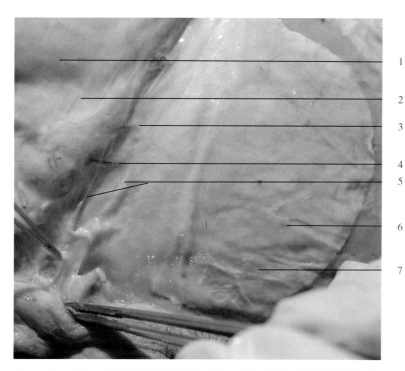

1. 颞浅筋膜
2. 面神经颞支
3. 颧颞动脉内侧支
4. 颧颞动脉外侧支
5. 颞下隔
6. 颞中筋膜
7. 颞深筋膜

图 3-12　掀起左侧颞浅筋膜观察颞浅筋膜、颞中筋膜、颞深筋膜融合处 -1

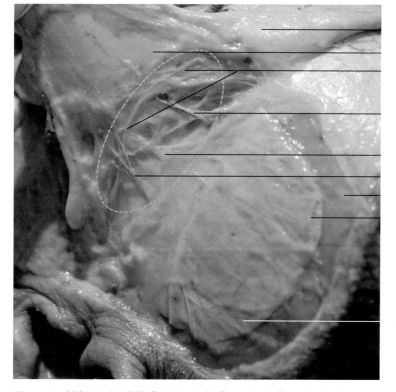

1. 掀起的左侧枕额肌额腹
2. 掀起的左侧颞浅筋膜
3. 面神经颞支
4. 颧颞动脉内侧支
5. 未离断的颞下隔
6. 颧颞动脉外侧支
7. 颞肌
8. 颞中筋膜
9. 颞深筋膜

图 3-13　掀起左侧颞浅筋膜观察颞浅筋膜、颞中筋膜、颞深筋膜融合处 -2

图 3-13 中绿色椭圆虚线区域为颞隔下的结构。其中面神经颞支支配枕额肌额腹，应注意保护；如果将其损伤，可出现眉毛下垂、额纹消失。

颞下隔至颧弓之间的区域： 颞下隔至颧弓之间，颞浅筋膜与颞深筋膜浅层接合紧密，有哨兵静脉、颧颞神经和颧颞动脉贯穿通过，在颧颞动脉上方有面神经颞支横过；其正下方为颞浅脂肪垫，在颞浅脂肪垫的上缘近颞下隔附近，颞深筋膜深、浅两层间有较粗的颞中静脉走行（图 3-14、图 3-20）。因为颞深、浅筋膜间接合紧密，在此层注射填充时较为困难。

此区的注射常在皮下层或颞深浅筋膜间。要注意深层的颞中静脉和由深层至浅层贯穿而出的颧颞动脉和哨兵静脉。

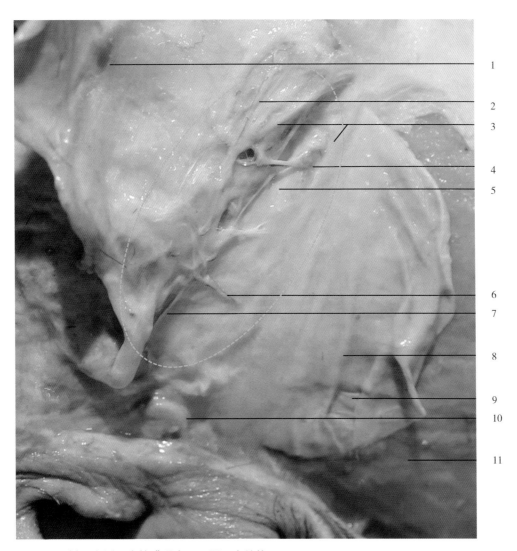

图 3-14 掀开左侧颞浅筋膜观察颞下隔下方结构

1. 颞浅动脉额支　2、7. 面神经颞支　3. 打开的颞下隔　4. 颧颞动脉内侧支　5. 颞深筋膜浅层　6. 颧颞动脉外侧支　8. 颞中筋膜　9. 颞深筋膜　10. 颞浅动脉　11. 颞肌

10. 颞浅脂肪垫（图3-15、图3-16）

有的专家认为：可在颞深筋膜深、浅两层膜之间的间隙即颞浅脂肪垫所在的位置做注射填充。但是因为靠近颞浅脂肪垫的上缘、颞深筋膜分层处下方有颞中静脉，以及还有贯穿两层之间通过的颧颞动、静脉，所以注射风险大（图3-17～图3-19）。

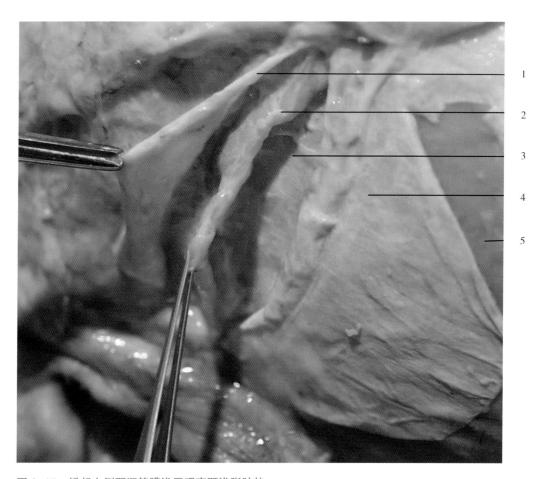

图 3-15　掀起左侧颞深筋膜浅层观察颞浅脂肪垫

1. 颞深筋膜浅层　2. 颞浅脂肪垫　3. 颞深筋膜深层　4. 颞深筋膜　5. 颞肌

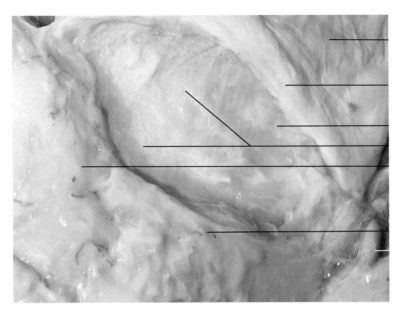

1. 颞深筋膜
2. 颞深筋膜浅层
3. 颞深筋膜深层
4. 颞浅脂肪垫所在位置
5. 眶外侧缘
6. 颧弓
7. 颞浅动脉

图 3-16　去除颞深筋膜浅层及颞浅脂肪垫观察其所在位置

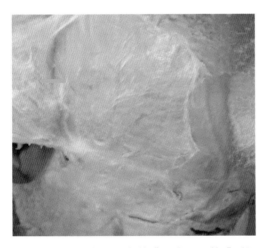

图 3-17　掀起右侧颞浅筋膜观察颞深筋膜（绿色箭头为掀起方向）

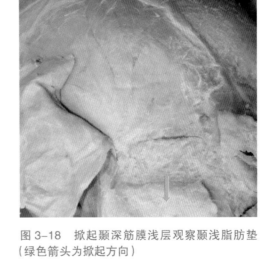

图 3-18　掀起颞深筋膜浅层观察颞浅脂肪垫（绿色箭头为掀起方向）

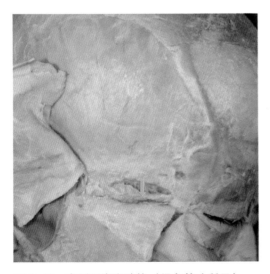

图 3-19　右侧颞浅脂肪垫（绿色箭头所示）

11. 颞中静脉

颞中静脉：由眉外侧眶周属支汇合而成，横卧于颞浅脂肪垫偏上缘，向后走行，突然反折向下，在耳前缘走行，在颞下颌关节上与颞浅静脉汇合成下颌后静脉（图3–20～图3–22）。

如图3–21中红色圆圈所示，颞深筋膜（颞肌筋膜）下、颞肌表面有较粗的静脉汇入颞中静脉，在此层注射应谨慎。

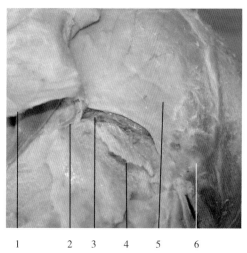

1. 颞浅筋膜
2. 颞浅动脉
3. 颞中静脉
4. 颞浅脂肪垫
5. 颞深筋膜
6. 额骨颞突

1 2 3 4 5 6

图3–20　颞中静脉

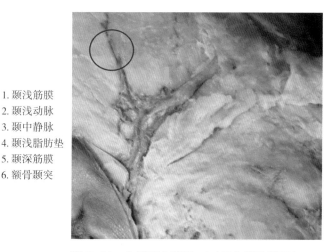

图3–21　右侧颞中静脉–1（绿色箭头所示）

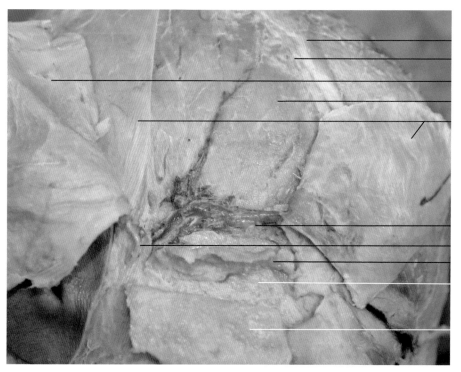

1
2
3
4
5
6
7
8
9
10

1. 颞上线
2. 颞下线
3. 颞浅筋膜
4. 颞肌
5. 颞深筋膜
6. 颞中静脉
7. 颞浅动脉
8. 颞浅脂肪垫
9. 颧弓
10. 颞深筋膜浅层

图3–22　右侧颞中静脉–2

12. 颞区玻尿酸深层注入方法

如果把颞区分成 4 个象限（把颞中静脉走行方向作为横轴，其中垂线作为纵轴），1、2象限是笔者推荐的注射区域，具体方法是：将针垂直刺入，抵到骨面，回抽无血后缓慢注射（图 3-23、图 3-24）。3、4 象限不推荐注射。

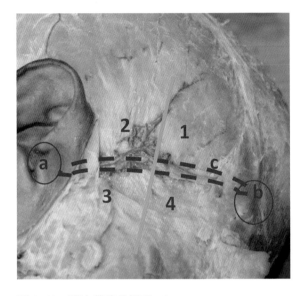

图 3-23 颞中静脉的投影 -1

a. 外耳门 b. 额骨颞突根部 c. 颞中静脉

1~4 分别表示 4 个注射象限

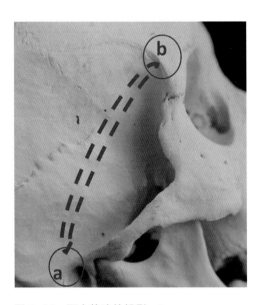

图 3-24 颞中静脉的投影 -2

a. 外耳门 b. 额骨颞突根部

13. 颞上间隙

上界：颞上隔；下界：颞下隔；顶：颞浅筋膜；底：颞深筋膜。此间隙内无重要解剖结构。

颞部中层注射：颞上间隙（图 3-25 中绿色虚线所示）。

注意事项：注射层次要准，其下为坚韧的颞深筋膜，注射层次的上方为颞浅筋膜，在颞浅筋膜表面有颞浅动、静脉，注射针进入此层后能非常容易地大幅度摆动。

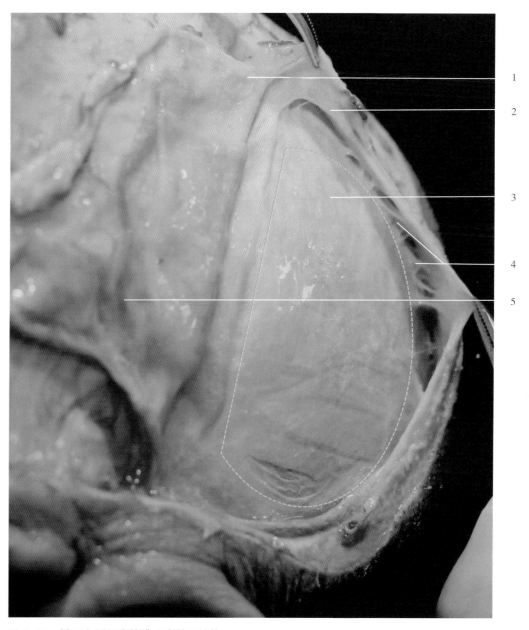

图 3-25　掀开左侧颞浅筋膜观察其下结构

1. 颞浅筋膜　2. 颞中筋膜　3. 颞深筋膜　4. 颞上隔　5. 颞浅动脉额支

14. 由前额进入颞上间隙的方法（图3-26）

先找到 A（额骨骨膜），再由 A 通过 C（颞上隔），如图 3-26 所示，滑到 B（颞深筋膜），在 C 的中部上方，颞浅筋膜表面有颞浅动脉额支通过（图 2-13）。所以通过 C 的下面时，钝针头要抵住深部的骨面，由 A 滑行到 B 后摆动针头，如果能大幅度摆动，说明针在颞上间隙内，层次正确。

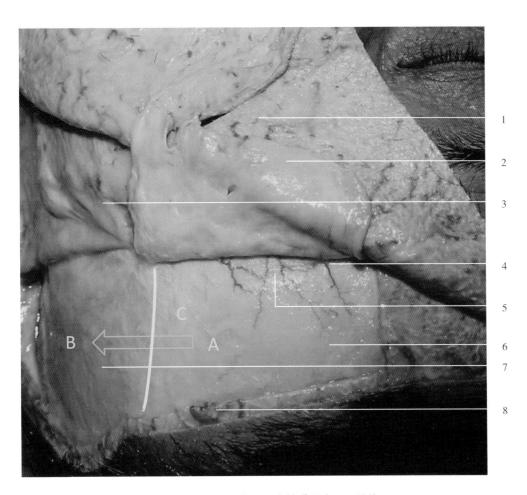

图 3-26　掀开左侧额颞部皮肤、枕额肌额腹、颞浅筋膜观察深层结构

1. 皮肤　2. 枕额肌额腹及其下筋膜　3. 颞浅筋膜　4. 滑车上动脉　5. 眶上动脉　6. 额骨骨膜　7. 颞深筋膜　8. 颞浅动脉额支

15. 颞部 3 层筋膜

由上至下分别是颞浅筋膜、颞中筋膜、颞深筋膜（图 3-27）。

颞浅筋膜内含颞浅动脉，颞中筋膜位于颞浅筋膜、颞深筋膜之间，质地柔软、薄弱、半透明。在颞下隔以下，颞浅筋膜、颞中筋膜、颞深筋膜 3 层膜紧密接合不易分离，颞中筋膜内有面神经颞支通过。

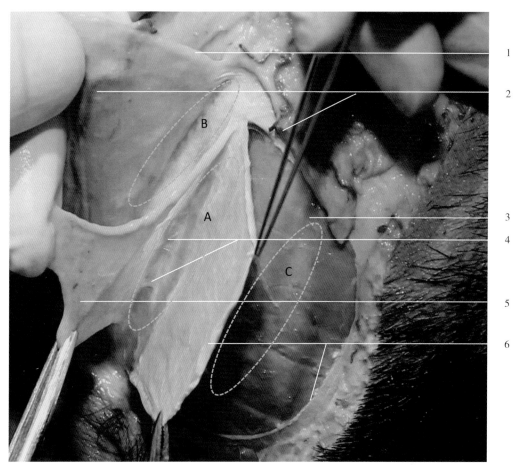

图 3-27　向左侧掀开，颞浅筋膜、颞中筋膜、颞深筋膜侧上面观

1. 颞浅筋膜　2. 颞浅动脉额支　3. 颞肌　4. 颞下隔　5. 颞中筋膜　6. 颞深筋膜
A. 颞上隙　B. 颞浅筋膜、颞中筋膜、颞深筋膜紧密结合区　C. 颞深筋膜下颞肌浅面

16. 颞肌（图3-28）

有学者认为颞肌筋膜下层可作为注射玻尿酸或脂肪移植的层次或隆颞时放置假体的层次。

笔者认为此层用锐针注射，有注射入血管内的风险（图3-22）。

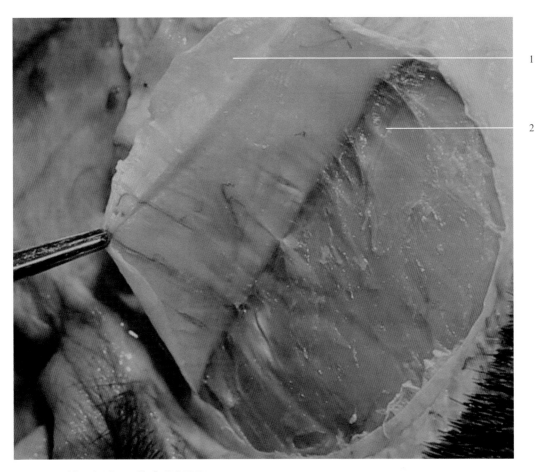

图3-28　掀开左侧颞肌筋膜观察颞肌

1. 颞肌筋膜　2. 颞肌

17. 颞深前动脉和颞深后动脉

颞部深层注射层次： 骨膜浅面。

解剖特点： 颞深前动脉和颞深后动脉分别走行在颞部中间和后部的骨膜浅面（图 3-29）。所以靠近中间或后部骨膜浅面进行锐针注射也有注射入血管内的风险。笔者是先打少许麻药，回抽无血，针头保持原位不动，换玻尿酸注射器后再注射。

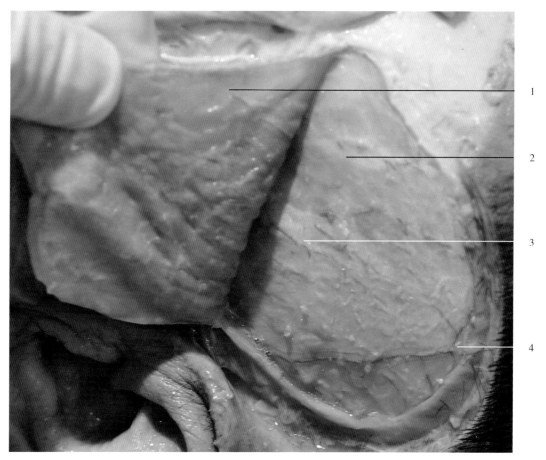

图 3-29 掀开左侧颞肌观察其下结构

1. 掀起的颞肌 2. 颞肌止点 3. 颞深前动脉 4. 颞深后动脉

面部分区注射解剖图谱

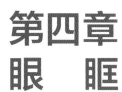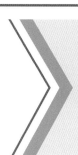

第四章

眼　眶

1. 眼眶骨骼（图4-1、图4-2）

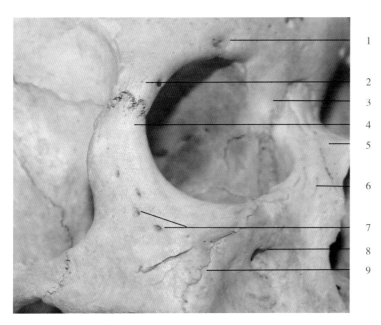

图 4-1　右侧眶周骨骼侧面观

1. 眶上孔　2. 额骨颞突　3. 额骨鼻突　4. 颧骨额突　5. 鼻骨　6. 上颌骨鼻突　7. 颧面孔　8. 眶下孔　9. 颧骨上颌缝

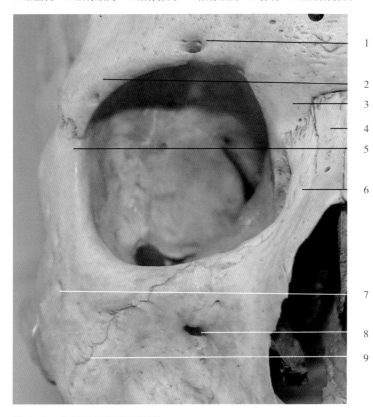

图 4-2　右侧眶周骨骼正面观

1. 眶上孔　2. 额骨颞突　3. 额骨鼻突　4. 鼻骨　5. 颧骨额突　6. 上颌骨额突　7. 颧面孔　8. 眶下孔　9. 颧骨上颌缝

2. 眶部及眶周常用注射部位的体表投影

　　眶周注射区：1区是颧皮韧带的体表投影位置；2区是眼轮匝肌支持韧带的体表投影位置；2区也是眶下缘的体表投影位置；4区位于1、2区之间，是眼轮匝肌下脂肪垫外侧团的体表投影。1、4区的充盈对加大"苹果肌"的体积和减小鼻唇沟有显著效果。 3区的凹陷使人看上去憔悴、衰老。可以在眶隔和眼轮匝肌间填充来改善凹陷。5、6区的填充通常同时进行，填充后会增强面部的立体感。7、8区的填充会使额颞部轮廓线柔和平顺（图4-3）。

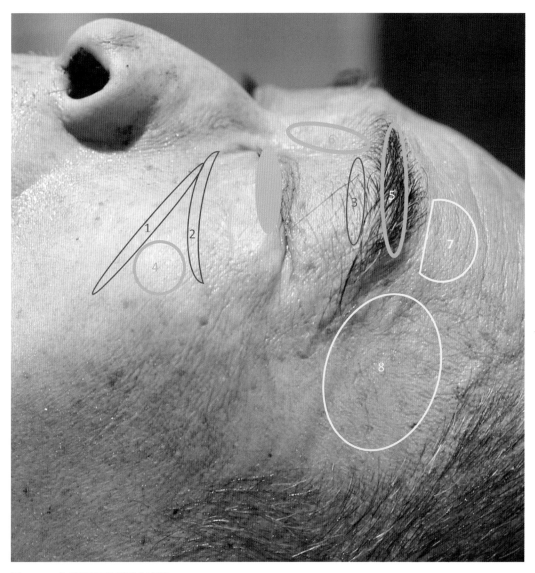

图4-3　左侧眶周常用注射部位

1.颊中沟　2.睑颧沟　3.上睑窝凹陷　4.颧骨颧面　5.眉弓　6.额骨鼻突外侧　7.眉上外侧凹陷　8.颞部凹陷

3. 眶周皮下浅层解剖

　　眶周皮下血供：如图 4-4 所示，眼眶上内侧可见滑车上动脉，穿出眼轮匝肌后，在枕额肌额腹下走行，位置表浅，其正上方常有眉间纵纹；所以做眉间纵纹填充时，应该在真皮深层填充，避免在皮下填充，以防注入滑车上动脉引起栓塞。眶上中间部位可见眶上动脉（图 2-20）。眶上动脉穿出枕额肌额腹的位置较滑车上动脉穿出的位置高，大约位于眉上 2cm 的位置。所以在行眉上区的中部填充时，2cm 范围以内可以在皮下浅层谨慎注射。眉上外侧区可见由颞浅动脉额支发向眉部的分支动脉。眶周外侧有颧眶动脉（图 4-4）分布，外下可见颧面动脉（图 4-4）分布。眶下中间部分可见眶下动脉（图 4-5）。内眦部可见内眦动、静脉。下睑部至唇颊沟的皮下脂肪分布由上到下是逐渐增厚的。

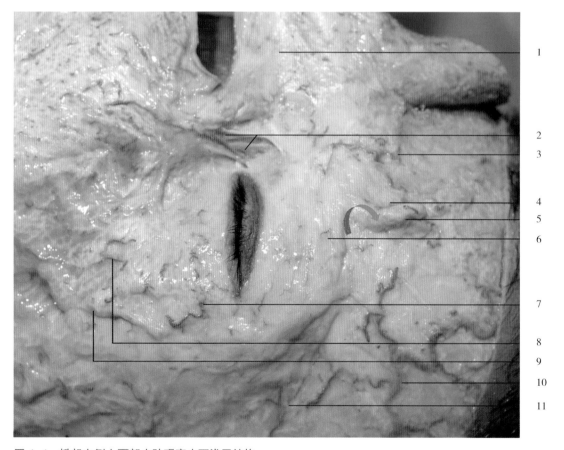

图 4-4　掀起左侧上面部皮肤观察皮下浅层结构

1. 皮肤　2. 内眦动、静脉　3. 滑车上动脉　4. 眶上动脉　5. 掀起的部分眉毛正下方的枕额肌额腹（绿色箭头为掀起方向）6. 眼轮匝肌　7. 颧面动脉　8. 眶下动脉分支　9. 颧脂肪垫　10. 颞浅动脉额支　11. 颧眶动脉

眉弓注射：笔者常在此区（图4-3注释5所示）进行皮下注射。注射隆眉时在眉头部要注意滑车上动脉、在眉尾部要注意颞浅动脉额支分支与眶上动脉的吻合支。

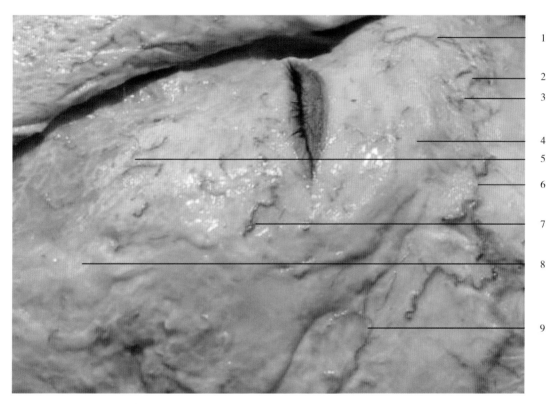

图4-5　左侧眶周皮下浅层结构

1.滑车上动脉　2.眉下脂肪　3.眶上动脉　4.眼轮匝肌　5.眶下动脉　6.颞浅动脉分支　7.颧面动脉　8.颞脂肪垫　9.颧眶动脉

4. 颧脂肪垫及其下结构（图 4-6）

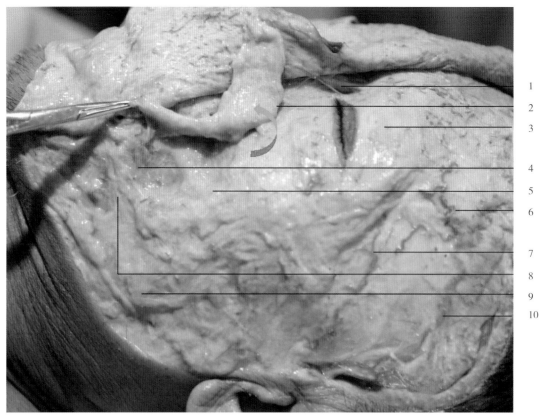

图 4-6　掀起左侧面部皮肤和颧脂肪垫观察其下结构

1. 内眦动、静脉　2. 掀起的颧脂肪垫（绿色箭头为掀起方向）　3. 眼轮匝肌　4. 面动脉　5. 颧大肌　6. 颞浅动脉眉部分支　7. 眶眶动脉　8. 笑肌　9. 颈阔肌　10. 颞浅动脉额支

5. 颧皮韧带

图 4-7 中的颧皮韧带对应图 4-3 中的 1 区，即颊中沟区。

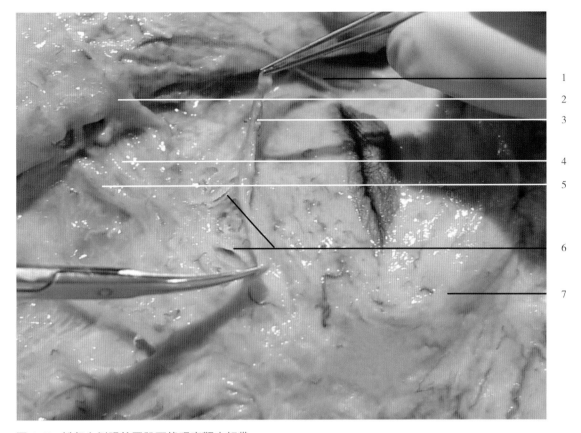

图 4-7　掀起左侧眼轮匝肌下缘观察颧皮韧带

1. 内眦动脉　2. 掀起的颧脂肪垫　3. 眼轮匝肌下缘　4. 提上唇肌　5. 颧小肌　6. 颧皮韧带　7. 眼轮匝肌

6. 颧颊区凹陷的注射解剖分析

图 4-8 中的绿色新月形 A 区和椭圆形 B 区域是中面部凹陷常用的填充注射区。新月形 A 区上界是眼轮匝肌支持韧带，内上是眼轮匝肌的起点 C 区。泪沟部位凹陷注射填充有时需要在眼轮匝肌起点（C 区）的骨面上做微量注射。此部位注射时注射位置要准确，注射剂要适量：量多则起包，位置偏上则会注入眶隔内，加重眼袋。下界是颧皮韧带，再往下是提上唇肌起点。眶下血管神经束在瞳孔正中线、眶下缘 0.8cm 的位置穿出眶下孔（红色圆圈所示的 D 区）。红色圆圈所示的 E 区是颧面神经孔区域，有颧面神经血管束穿出，禁止在 D、E 区内骨面上用锐针强压力注射玻尿酸。

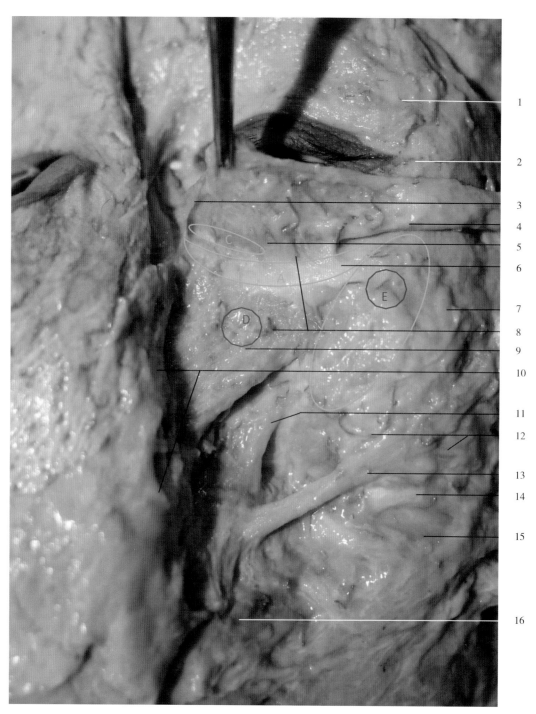

图 4-8　掀起左侧面部皮肤、颧脂肪垫、眼轮匝肌下缘观察其下结构

1.眼轮匝肌　2.颧眶动脉末支　3.泪槽沟韧带　4.掀起的眼轮匝肌下缘　5.眼轮匝肌下支持韧带　6.眶下缘　7.眼轮匝肌下脂肪　8.眶下动脉　9.提上唇肌　10.掀起的颧脂肪垫　11.提口角肌　12.面神经颧支　13.颧大肌　14.腮腺导管　15.颊脂肪垫颊突　16.面动脉

7. 颊中沟与面静脉

颊中沟：内侧 1/2 部分正下方（眼轮匝肌下、眼轮匝肌下脂肪旁、提上唇肌起点上）有面静脉或面动脉的分支通过（图 4-9、图 4-10）。

笔者在此区是用钝针抵骨面边退针边注射的。

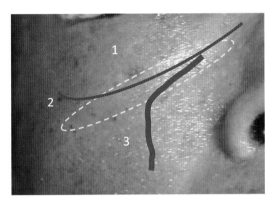

1. 黄色椭圆虚线是颊中沟的位置
2. 紫色实线是眼轮匝肌下缘的体表投影
3. 红色实线是面静脉或面动脉的体表投影

图 4-9　颊中沟 -1

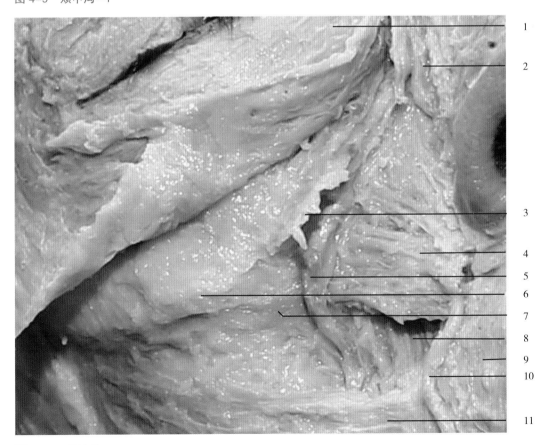

图 4-10　颊中沟 -2

1. 眼轮匝肌　2、10. 面动脉　3. 颧骨皮肤韧带　4. 提上唇肌　5. 面静脉　6. 眼轮匝肌下脂肪垫（SOOF）　7. 颧小肌　8. 提口角肌　9. 口轮匝肌　11. 颧大肌

8. 眼轮匝肌及其下结构（图4-11～图4-14）

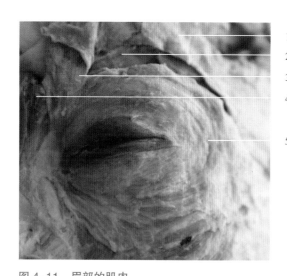

图 4-11　眉部的肌肉

1. 枕额肌额腹与眼轮匝肌交会处　2. 皱眉肌　3. 降眉肌　4. 降眉间肌　5. 眼轮匝肌

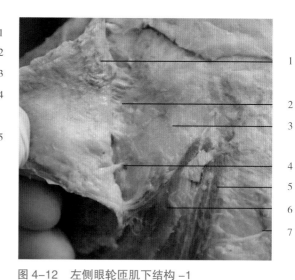

图 4-12　左侧眼轮匝肌下结构 -1

1. 掀起的眼轮匝肌　2. 眼轮匝肌眶外侧附着　3. 眼轮匝肌下脂肪垫　4. 颧面神经　5. 颧大肌　6. 颧小肌　7. 面神经颧支

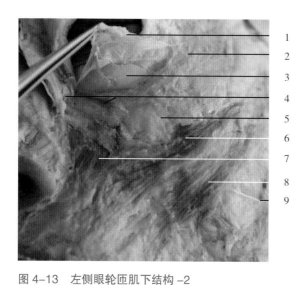

图 4-13　左侧眼轮匝肌下结构 -2

1. 眶隔　2. 眶缘　3. 下睑眶隔脂肪　4. 眼轮匝肌　5. 眼轮匝肌下脂肪垫　6. 颧小肌　7. 提上唇肌　8. 颧大肌　9. 面神经颧支

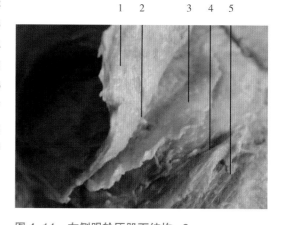

图 4-14　左侧眼轮匝肌下结构 -3

1. 眼轮匝肌　2. 颧面神经　3. 眼轮匝肌下脂肪垫　4. 颧小肌　5. 颧大肌

9. 颊中沟凹陷注射入路

图 4-15 中止血钳所示为笔者常用的颊中沟凹陷注射入路。通常将少量玻尿酸注射到颧前间隙内，注射层次要在眼轮匝肌下脂肪垫的深层，注射在皮下容易出现凹凸不平，也容易出现丁达尔现象。

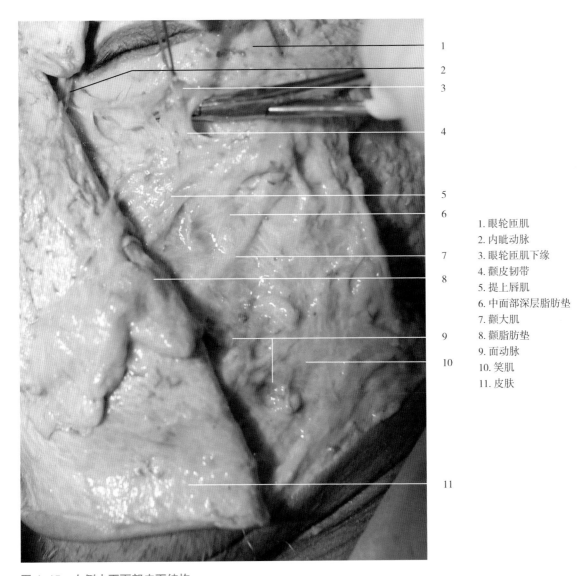

1
2
3
4
5
6
7
8
9
10
11

1. 眼轮匝肌
2. 内眦动脉
3. 眼轮匝肌下缘
4. 颧皮韧带
5. 提上唇肌
6. 中面部深层脂肪垫
7. 颧大肌
8. 颧脂肪垫
9. 面动脉
10. 笑肌
11. 皮肤

图 4-15 左侧中下面部皮下结构

10. 泪沟部位注射

有时是将注射物注射到眼轮匝肌眶部起点（图 4-16）位置附近的骨面上，要微量均匀注射（图 4-17）。

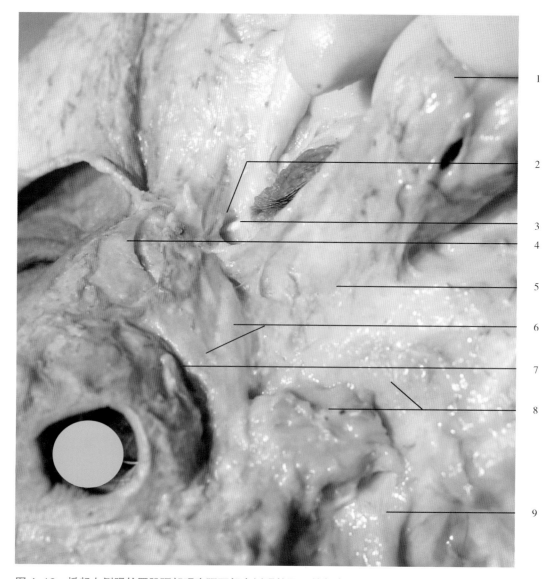

图 4-16　掀起左侧眼轮匝肌眶部观察眶下部内侧眼轮匝肌的起点

1. 眼轮匝肌眶部　2. 内眦动脉　3. 内眦韧带　4. 眉间降肌　5. 眼轮匝肌起点　6. 提上唇鼻翼肌　7. 鼻侧动脉　8. 提上唇肌　9. 提口角肌起点

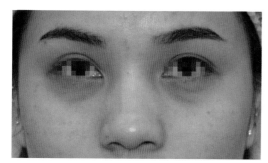

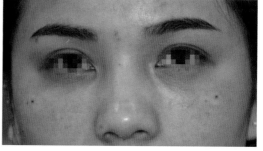

a. 泪沟注射前

b. 泪沟每侧注射 1.5mL 玻尿酸后

图 4-17　a、b 泪沟处注射玻尿酸

11. 下睑眶隔脂肪、下斜肌、门栓韧带（图4-18、图4-19）

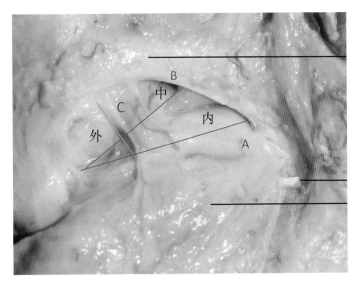

1. 眶下缘
2. 内眦韧带
3. 向上掀起的眼轮匝肌

A 线门栓韧带
B 线下斜肌，是下睑眶隔脂肪内侧团和中间团的分界
C 线门栓韧带的弓状延伸，是下睑眶隔脂肪中间团和外侧团的分界

图4-18　向上掀起左侧眼轮匝肌，从正上方观察下睑眶隔脂肪分界图 –1

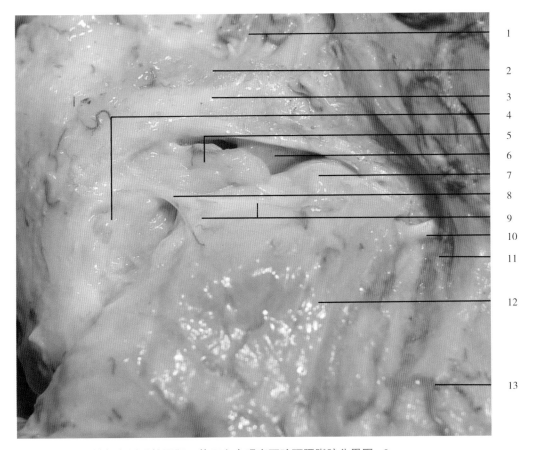

图4-19　向上掀起左侧眼轮匝肌，从正上方观察下睑眶隔脂肪分界图 –2

1.眶下血管神经束　2.提上唇肌起点　3.眶下缘　4.下睑眶隔脂肪外侧团　5.下睑眶隔脂肪中间团　6.下斜肌　7.下睑眶隔脂肪内侧团　8.门栓韧带弓状延伸　9.门栓韧带　10.内眦韧带　11.内眦动脉　12.向上掀起的眼轮匝肌　13.滑车上动脉

12. 颧前间隙、眼轮匝肌下脂肪垫、颧大肌起点、面神经颞支 （图4-20、图4-21）

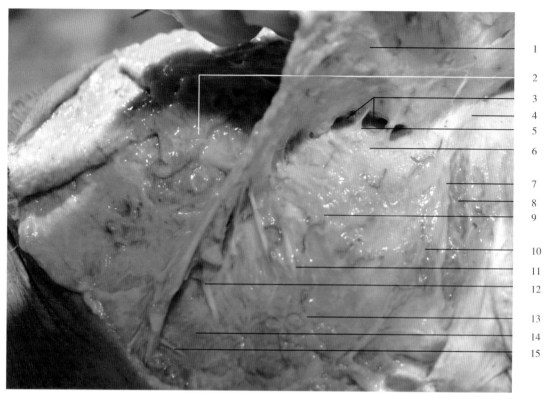

图 4-20　掀起左侧颞部和面颊部 SMAS 筋膜观察其下结构 -1

1. 提起的左侧 SMAS　2. 颧脂肪垫　3. 颧前间隙　4. 额骨颧突　5. 颧面血管神经束　6. 眼轮匝肌下脂肪垫　7. 颞深筋膜浅层　8. 颞浅脂肪垫　9. 颧大肌　10. 面神经颞支　11. 面神经颧支　12. 面神经颊支　13. 腮腺　14. 咬肌　15. 面神经下颌缘支

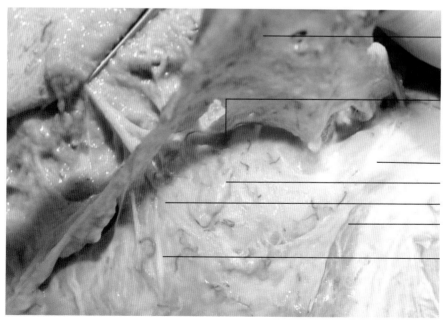

1. 掀起的左侧 SMAS
2. 颧前间隙
3. 额骨颧突
4. 眼轮匝肌下脂肪垫
5. 颧大肌
6. 颞浅脂肪垫
7. 面神经颞支

图 4-21　掀起左侧颞部和面颊部 SMAS 筋膜观察其下结构 -2

13. 颞浅动脉额支、眶上神经深支与枕额肌

眉弓部浅层填充时应注意颞浅动脉额支在眉弓处的分支（图4-22）。

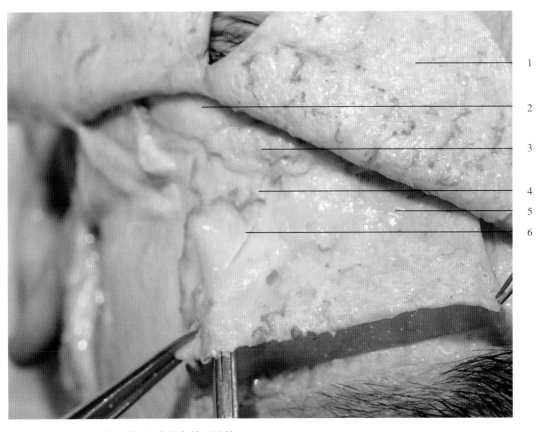

图 4-22 掀起左侧额颞部皮肤观察其下结构

1.掀起左侧额颞部皮肤 2.眼轮匝肌眶部 3.眉部皮下脂肪 4.颞浅动脉额支的眉部分支 5.枕额肌额腹 6.眶上神经深支

14. 颧眶动脉、颞浅动脉额支与眼轮匝肌（图4-23、图4-24）

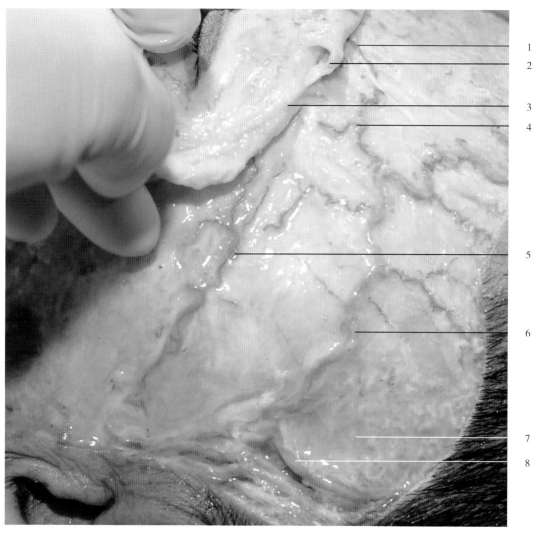

图4-23　左侧眶外上部血供 –1

1.眶上神经、眶上动脉　2.掀起的部分枕额肌额腹　3.眼轮匝肌　4.颞浅动脉额支的眉部分支　5.颧眶动脉　6.颞浅动脉额支　7.颞浅筋膜　8.颞浅动脉顶支

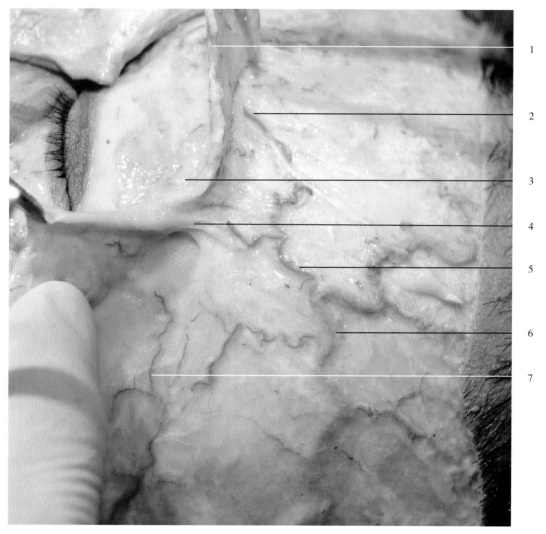

图 4-24　左侧眶外上部血供 -2

1. 掀起的部分枕额肌额腹　2. 眶上动脉、眶上神经　3. 眼轮匝肌　4. 眶上附着　5. 颞浅动脉额支的眉部分支　6. 颞浅动脉额支　7. 颧眶动脉

15. 眶上动脉、滑车上动脉与眼轮匝肌、眼轮匝肌下脂肪垫（图4-25）

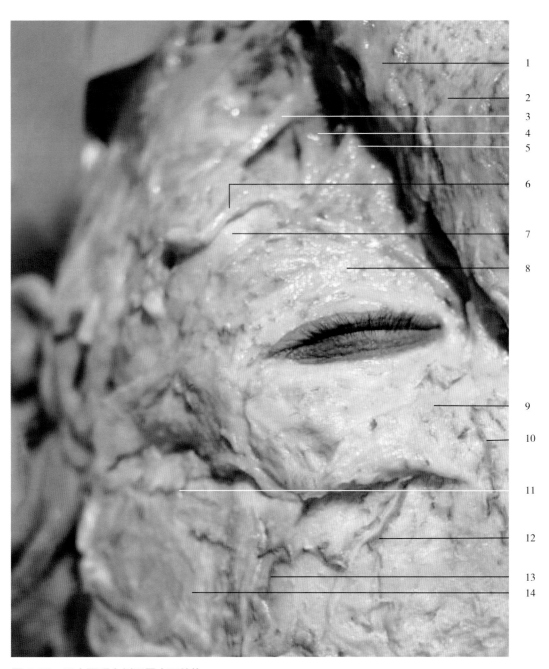

1
2
3
4
5
6
7
8
9
10
11
12
13
14

图4-25　正上面观左侧眶周皮下结构

1. 掀起的颞脂肪垫　2. 掀起的皮肤　3. 颧大肌　4. 提口角肌　5. 提上唇肌　6. 眼轮匝肌下脂肪垫　7. 颧骨颞面　8. 眼轮匝肌　9. 掀起的部分额肌　10. 滑车上动脉　11. 颧眶动脉　12. 眶上动脉、眶上神经　13. 颞浅动脉额支的眉部分支　14. 颞浅筋膜

16. 眶上动脉、眶上神经、滑车上动脉骨膜支与皱眉肌（图4-26、图4-27）

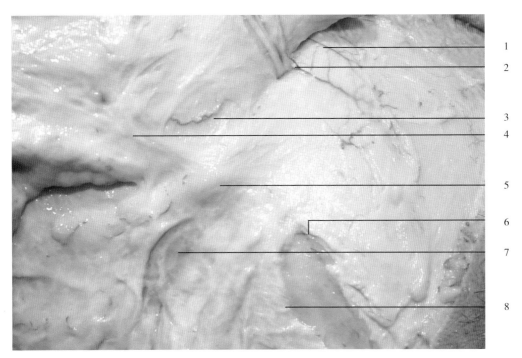

图4-26　掀开左侧额肌和眼轮匝肌侧上面观其下结构

1. 滑车上动脉骨膜支　2. 眶上动脉、眶上神经　3. 眶上动脉眶缘分支　4. 颞上隔　5. 额骨颞突　6. 颞上隔在颞上线起点　7. 颞浅脂肪垫　8. 颞深筋膜

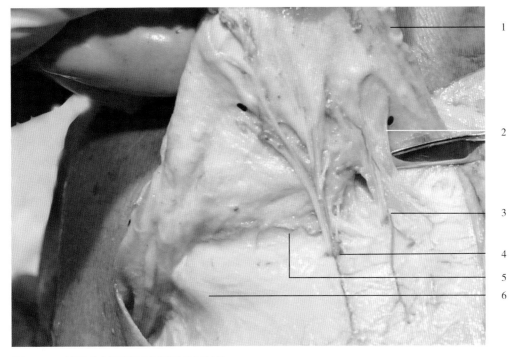

图4-27　掀开左侧额肌正上面观其下结构

1. 掀起的额肌　2. 皱眉肌　3. 滑车上动脉、滑车上神经　4. 眶上动脉、眶上神经　5. 眶上动脉眶缘分支　6. 额骨颞突

17. 上睑窝凹陷的注射层次

上睑窝凹陷的注射填充部位在眼轮匝肌下面，眶隔上浅面（图 4-28）。

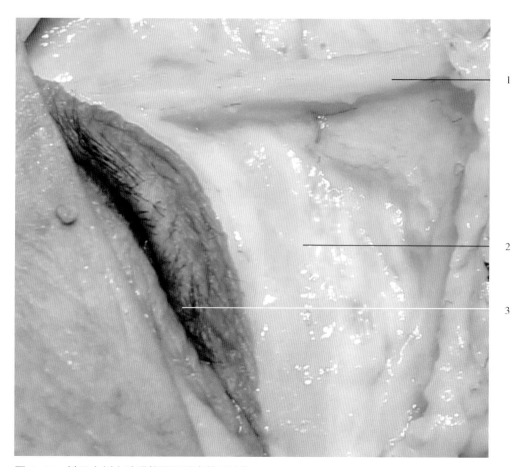

图 4-28　掀开左侧上睑眼轮匝肌观察其下结构

1. 眼轮匝肌　2. 眶隔　3. 眼裂

18. 眉脂肪垫

眉部深层脂肪垫呈新月形，位于眶上缘骨膜表面，其顶部邻近眼轮匝肌眶部。其内上方邻近皱眉肌，外侧与颞浅脂肪垫相连续，其下为帽状腱膜深层在眶缘的附着（图 4-29）。

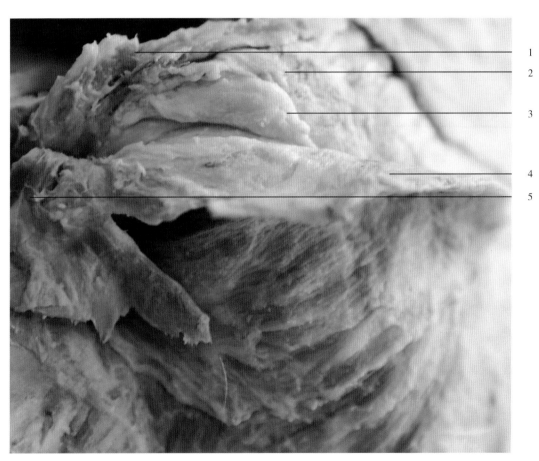

图 4-29　掀开左侧眉间降肌、上睑眶部眼轮匝肌观察其下结构：左侧眉脂肪垫

1.皱眉肌　2.眶上缘　3.眉脂肪垫　4.掀起的眼轮匝肌　5.降眉间肌

19. 帽状腱膜深层在眶缘处的附着（图4-30、图4-31）

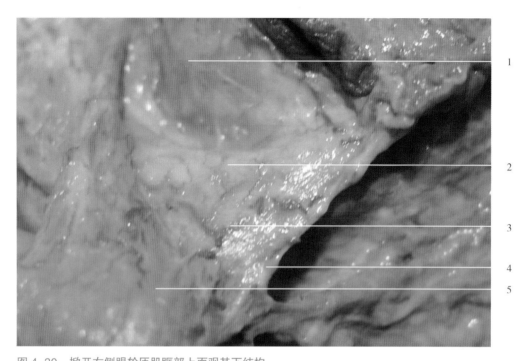

图4-30　掀开右侧眼轮匝肌眶部上面观其下结构

1. 提上睑肌　2. 眶上缘　3. 眶上动脉眶缘分支　4. 帽状腱膜深层　5. 提起的右侧眼轮匝肌

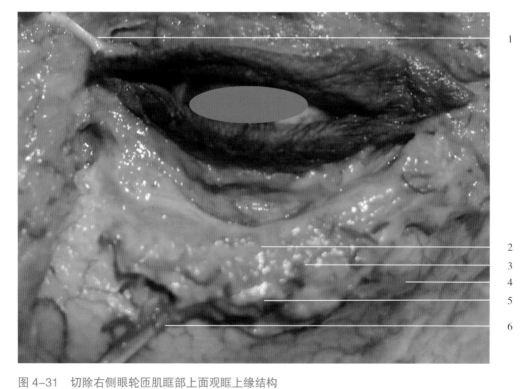

图4-31　切除右侧眼轮匝肌眶部上面观眶上缘结构

1. 内眦韧带　2. 眶上缘　3. 眶上动脉眶缘分支　4. 额骨颞突　5. 帽状腱膜深层　6. 眶上动脉、眶上神经

20. 眶上血管神经束和眉上外侧注射区解剖（图 4-32、图 4-33）

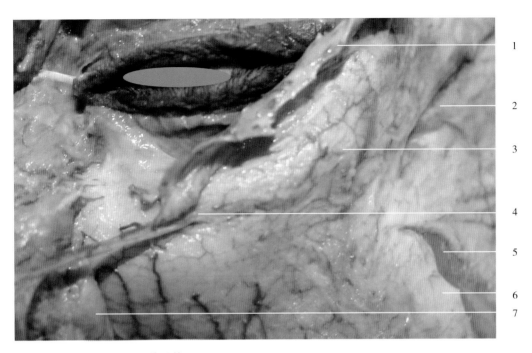

图 4-32　上面观右侧眶上缘结构 –1

1. 帽状腱膜深层　2. 颞中静脉位置　3. 额骨颞突　4. 眶上动脉，眶上神经　5. 颞肌　6. 颞深筋膜　7. 掀起的额肌

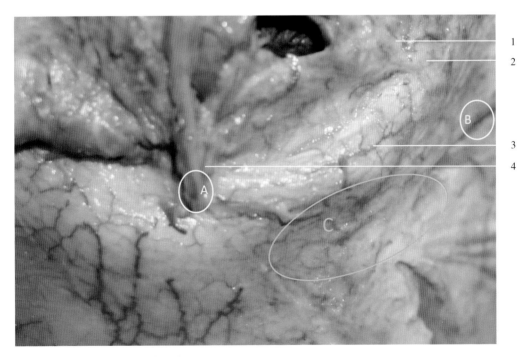

图 4-33　上面观右侧眶上缘结构 –2

1. 掀起的眼轮匝肌　2. 外眦韧带浅层　3. 眶上动脉眶缘分支　4. 眶上动脉、眶上神经
A 区为眶上孔，有眶上血管神经束穿出，此处不可用锐针注射玻尿酸　B 区深层为颞中静脉，此处不宜用锐针注射玻尿酸　C 区处可以注射填充

面部分区注射解剖图谱

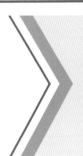

第五章
中面部

1. 中面部常用注射区（图5-1）

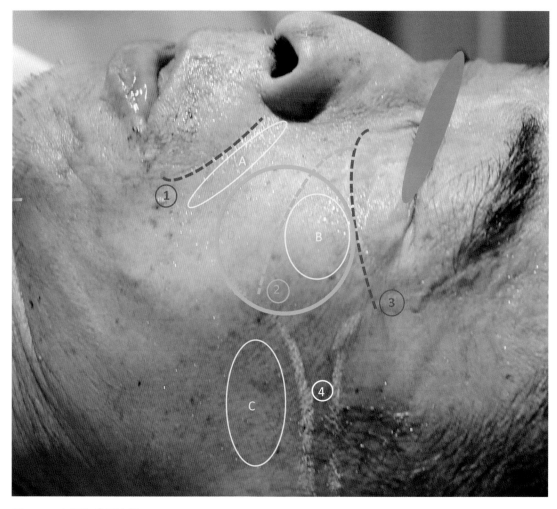

图5-1 中面部常用注射区

1.唇颊沟（紫色虚线） 2.颊中沟（绿色虚线） 3.睑颧沟（红色虚线） 4.颧弓

A.唇颊沟注射区 B.SOOF的体表投影位置 C.颧颊部凹陷区 D.中面部注射区（绿色实线圆圈为"苹果肌"注射区），颧皮韧带止于皮肤处（绿色虚线），2和3虚线之间是颧前间隙

2. 颧弓韧带、额骨颞突、眶韧带和颞浅动脉额支（图5-2）

　　沿着颞部皮下层向前解剖至颧弓前部（距耳屏前缘4.3cm处）会出现2~3束起于颧弓止于皮肤的颧弓韧带，下线时如果锯齿线挂到韧带，与其相对的皮肤表面会产生凹陷。

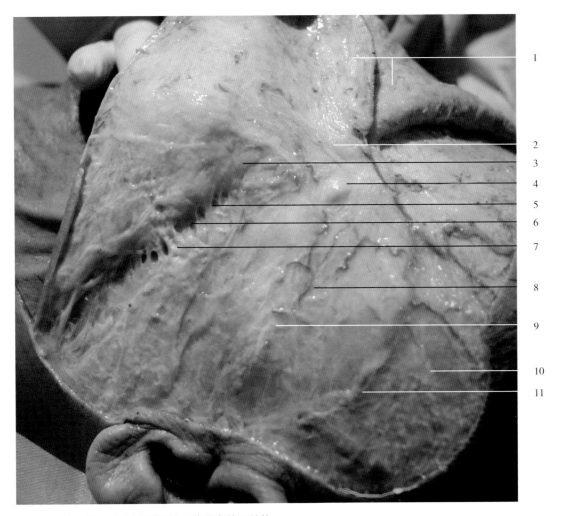

图5-2　掀开额颞及左侧下面部皮肤观察其下结构

1.皮肤　2.眶韧带　3.眼轮匝肌　4.额骨颞突　5.眼轮匝肌下支持韧带　6.颧前间隙　7.颧弓韧带　8.颧眶动脉　9.颧弓　10.颞浅筋膜　11.颞浅动脉额支

3. 颧脂肪垫及其下的面动脉、笑肌和降口角肌（图5-3、图5-4）

面动脉在口角外上方，于笑肌下面穿行，过笑肌后走行在颧脂肪垫的深层。

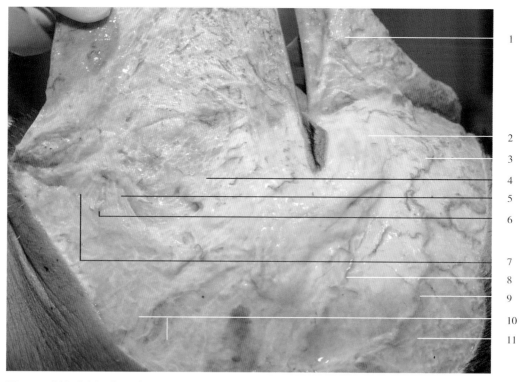

图5-3　掀起左侧面部皮肤观察其下结构

1.皮肤　2.眼轮匝肌　3.皮下脂肪　4.颧脂肪垫　5.笑肌　6.面动脉　7.降口角肌　8.颧眶动脉　9.颞浅动脉额支　10.颈阔肌　11.颞浅筋膜

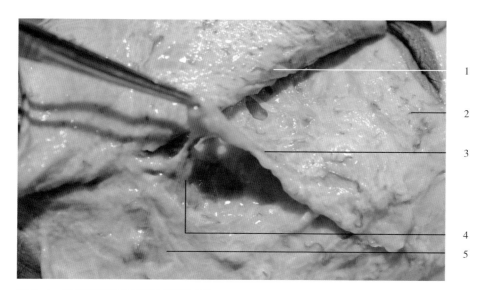

图5-4　掀起颧脂肪垫观察其下面动脉

1.皮肤　2.眼轮匝肌　3.颧脂肪垫　4.面动脉　5.笑肌

4. 唇颊沟和面动脉

掀起唇颊沟处的皮肤观察其下面动脉的走行，如果在皮下层用锐针注射，风险会很高，尤其是靠近鼻翼附近；笔者在此处注射时常将注射材料填充至骨膜浅面（图 5-5 ~ 图 5-7）。

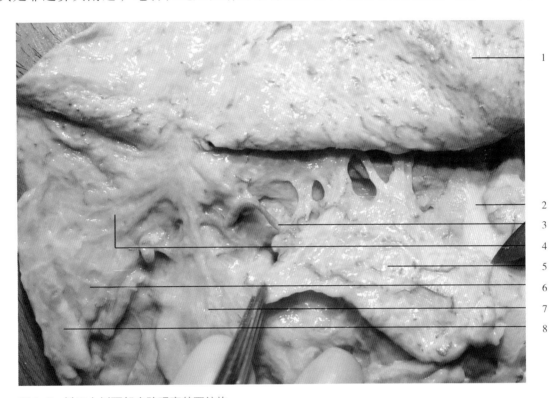

图 5-5　掀开左侧面部皮肤观察其下结构

1. 皮肤　2. 眶下缘　3. 面动脉　4. 降口角肌　5. 颊脂肪垫　6. 颈阔肌　7. 笑肌　8. 下颌缘处皮下脂肪

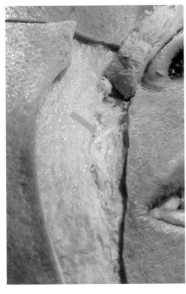

图 5-6　唇颊沟浅层 -1

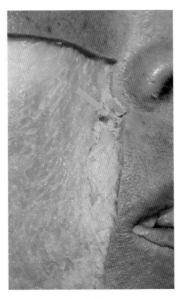

图 5-7　唇颊沟浅层 -2

5. SMAS、眼轮匝肌下脂肪垫、颧大肌和面神经（图 5-8、图 5-9）

当向前上方提起 SMAS 时，在其深面可见颧大肌向前下方走行至口角。颧大肌起点上方可见 SOOF，下方紧邻面神经颧支。

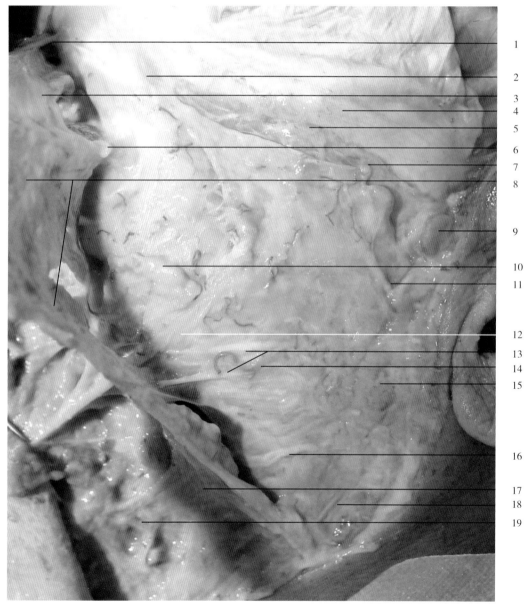

图 5-8　掀开左侧 SMAS 观察其下结构

1. 眶上神经　2. 额骨颧突　3. 眼轮匝肌　4. 颞深筋膜　5. 颞中静脉　6. 外眦浅韧带　7. 颞浅脂肪垫　8.SMAS　9. 颞浅动脉　10. 眼轮匝肌下脂肪垫　11. 面神经颧支　12. 颧大肌　13. 面神经颞支　14. 面横动脉　15. 腮腺　16. 面神经颊支　17. 笑肌　18. 面神经下颌缘支　19. 面动脉

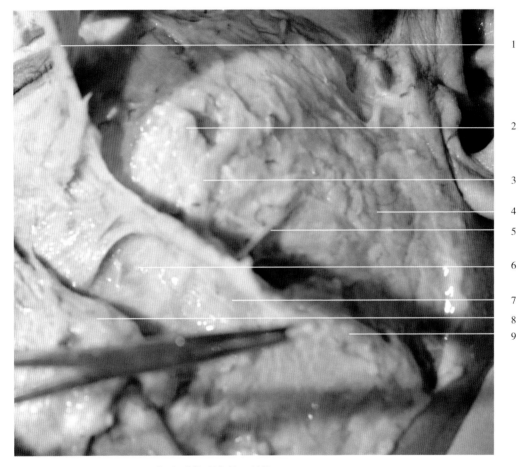

图 5-9　掀开左侧 SMAS 和颊脂肪垫观察其下结构

1. 掀起的眼轮匝肌　2. 眼轮匝肌下脂肪垫　3. 颧大肌　4. 腮腺　5. 面神经颧支　6. 中面部深层脂肪　7. 颊支脂肪垫颊突　8.
颊脂肪垫　9. 掀开的 SMAS

6. 面神经颧支、腮腺导管、提上唇肌和中面部深层脂肪（图5-10）

中面部提升时要保护好走行在颧大肌下的面神经颧支。

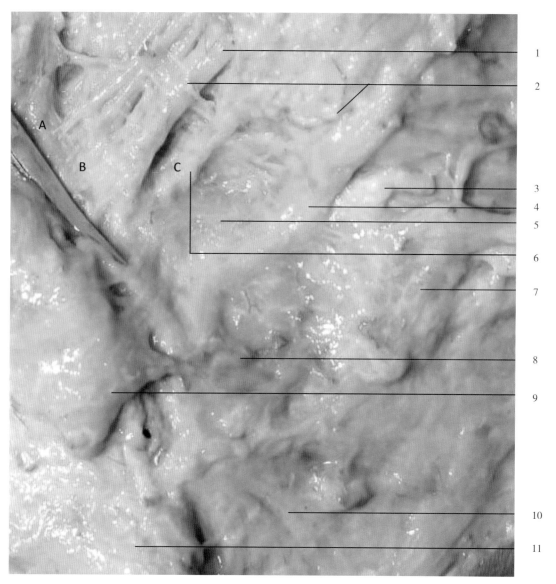

图5-10　掀开左侧皮肤、颊脂肪垫，去除眼轮匝肌观察其下结构

1.提上唇肌　2.面神经颧支　3.腮腺导管　4.颧大肌　5.中面部深层脂肪　6.颧小肌　7.颊脂肪垫断端　8.面动脉　9.掀起的颊脂肪垫　10.降口角肌　11.掀起的皮肤

A.提上唇鼻翼肌　B.提上唇肌　C.颧小肌，有上提上唇的功能，临床上常用注射肉毒素的方法部分抑制其上提功能来减轻唇颊沟

7. 中面部深层脂肪、腮腺导管、颧大肌和眶下血管神经束 (图5-11)

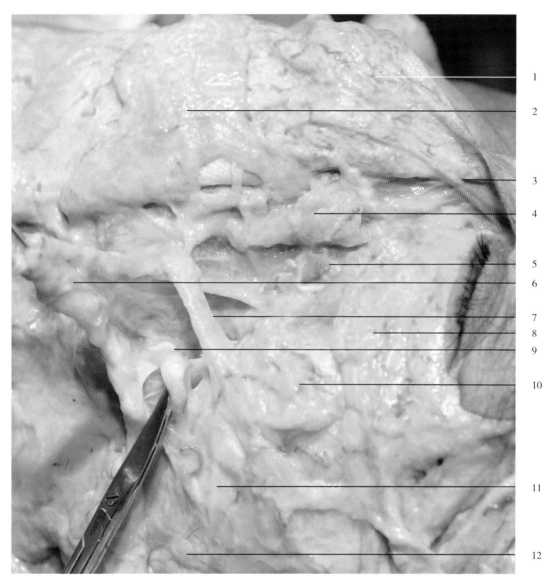

图 5-11　左侧中面部分层结构 -1

1. 皮肤　2. 颧脂肪垫　3. 内眦动脉　4. 提上唇肌　5. 眶下血管神经束　6. 中面部深层脂肪垫　7. 颧大肌　8. 眼轮匝肌　9. 腮腺导管　10. 眼轮匝肌下脂肪垫　11. 面神经颧支　12. 腮腺

8. 颧脂肪垫、提上唇肌、提口角肌、颧大肌和眼轮匝肌下脂肪垫 (图5-12、图5-13)

通过增加颧脂肪垫、中面部深层脂肪垫、眼轮匝肌下脂肪垫的体积来增加中面部的容积。笔者通常是根据患者的需要，按照先增加眼轮匝肌下脂肪垫的体积，再增加中面部深层脂肪垫的体积，最后增加颧脂肪垫的体积的顺序来填充的。

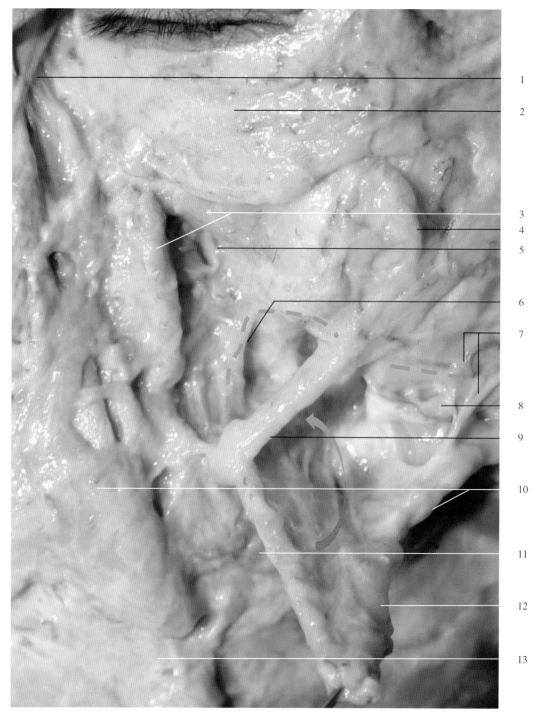

图 5-12　左侧中面部分层结构 -2

1.内眦动脉　2.眼轮匝肌　3.提上唇肌断端　4.眼轮匝肌下脂肪垫　5.眶下神经　6.提口角肌　7.面神经颧支　8.腮腺导管　9.颧大肌　10.掀起的颧脂肪垫　11.面动脉　12.中面部深层脂肪垫（按箭头所示方向可将中面部深层脂肪垫复原）　13.掀起的皮肤

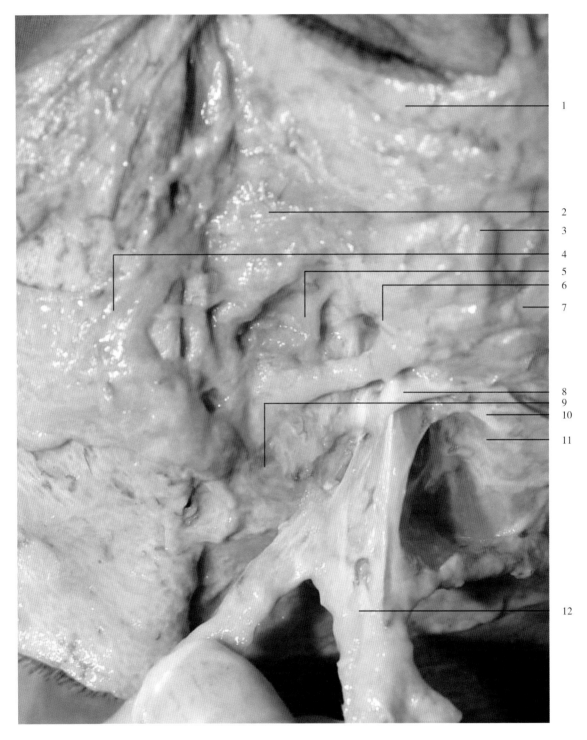

图 5-13 左侧中面部分层结构 -3

1. 眼轮匝肌 2. 提上唇肌 3. 眼轮匝肌下脂肪垫 4. 颧脂肪垫 5. 提口角肌 6. 面神经颧支 7. 颧大肌 8. 腮腺导管 9. 面动脉 10. 面神经颊支 11. 咬肌 12. 中面部深层脂肪

9. 中面部深层解剖结构（图5-14～图5-17）

笔者行中面部脂肪填充时常按图5-14中箭头方向注射。

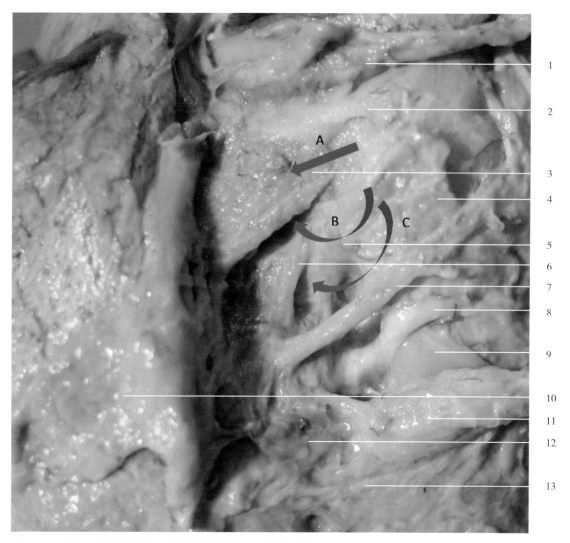

图5-14　掀开左侧面部皮肤、颊脂肪垫正面观中面部深层解剖结构-1

1.眼轮匝肌　2.眶下缘　3.提上唇肌　4.眼轮匝肌下脂肪垫（SOOF）　5.面神经颧支　6.提口角肌　7.颧大肌　8.腮腺导管　9.颊脂肪垫颊突　10.颊脂肪垫　11.中面部深层脂肪　12.面动脉　13.笑肌
A箭头所示平面为眶下缘与提上唇肌的平面，刺到骨面后水平进针就来到了提上唇肌的表面（增加眼轮匝肌下脂肪垫和颊脂肪垫体积时的注射平面）。B提上唇肌和提口角肌之间的间隙（增加中面部深层脂肪垫体积时的注射平面）。C表示提口角肌与骨面之间的间隙（增加中面部深层脂肪垫体积时的注射平面）

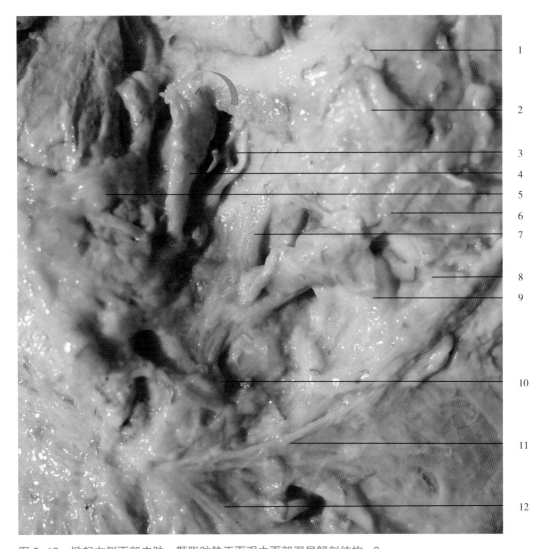

图 5-15　掀起左侧面部皮肤、颊脂肪垫正面观中面部深层解剖结构 -2

1.眶下缘　2.眼轮匝肌下脂肪垫　3.眶下神经，眶下动脉　4.提上唇肌（绿色箭头为掀起方向）　5.颊脂肪垫　6.颧大肌　7.提口角肌　8.腮腺导管　9.颊脂肪垫颊突　10.面动脉　11.笑肌　12.降口角肌

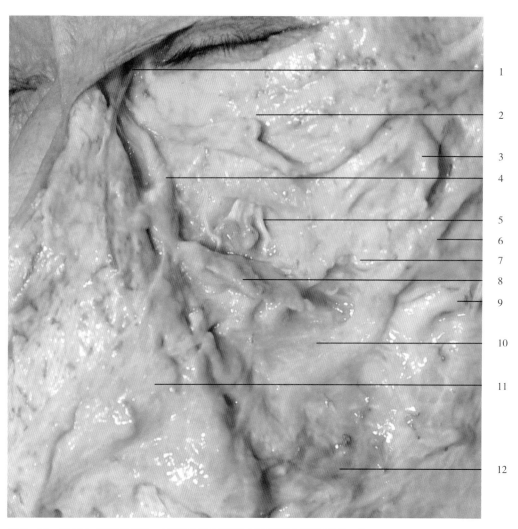

1 ────

2 ────

3 ────

4 ────

5 ────

6 ────

7 ────

8 ────

9 ────

10 ────

11 ────

12 ────

图 5-16　掀开左侧面部皮肤、颊脂肪垫正面观中面部深层解剖结构 -3

1. 内眦动脉　2. 眼轮匝肌　3. 眼轮匝肌下脂肪垫（SOOF）　4. 提上唇鼻翼肌　5. 眶下血管神经束　6. 颧大肌　7. 面神经颧支　8. 提上唇肌　9. 腮腺导管　10. 中面部深层脂肪　11. 颊脂肪垫　12. 面动脉

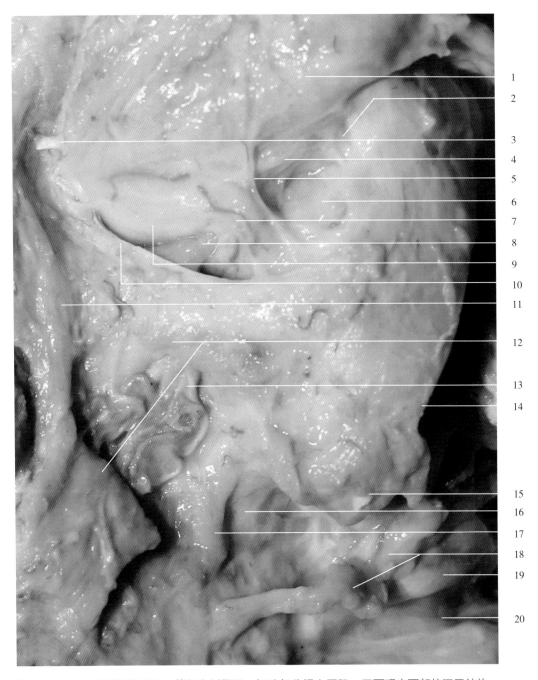

图 5-17 向上掀起眼轮匝肌，截断左侧颧弓，切除部分提上唇肌，正面观中面部的深层结构

1. 向上掀起的眼轮匝肌眶部 2. 外眦韧带 3. 内眦韧带 4. 门栓韧带 5. 门栓韧带弓状延伸 6. 眶隔脂肪外侧团 7. 眶隔脂肪中间团 8. 下斜肌 9. 眶隔脂肪内侧团 10. 弓状缘 11. 提上唇鼻翼肌 12. 提上唇肌 13. 眶下血管神经束 14. 颧骨断端 15. 咬肌肌腱断端 16. 上颌骨 17. 提口角肌 18. 颧大肌 19. 腮腺导管 20. 颊脂肪垫颊突

10. 中面部骨骼、上颌骨、颧骨（图 5-18、图 5-19）

上颌骨与颧骨连接处隐约可见弯弯曲曲的颧上颌缝；在缝的内下侧，沿颧颌缝有一突起

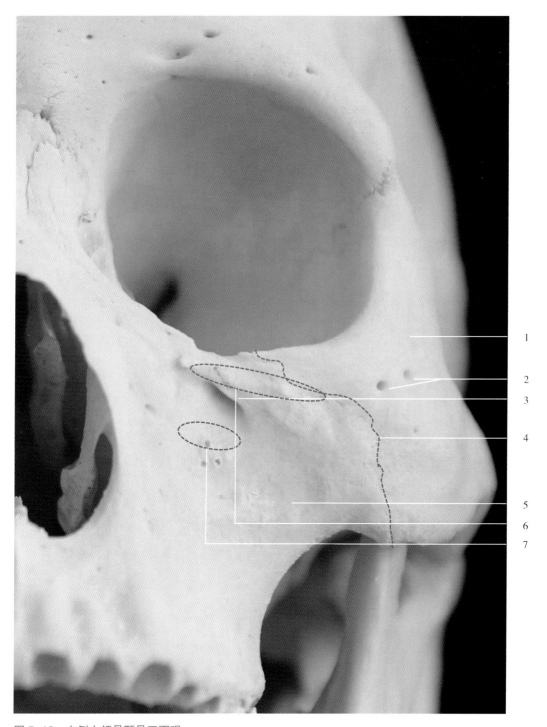

图 5-18　左侧上颌骨颧骨正面观

1. 颧骨　2. 颧面孔　3. 眶下孔　4. 颧骨上颌缝　5. 上颌骨　6. 提上唇肌起点（上颌骨颧突）　7. 提口角肌起点

为上颌骨颧突，其上有提上唇肌起点。提上唇肌起点的下方为眶下孔，其内有眶下血管神经束穿出，孔的下方骨面是提口角肌的起点。

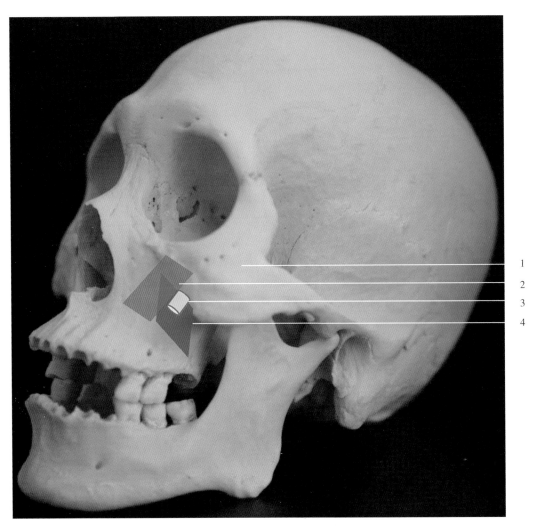

图 5-19　颅面骨斜侧位观，眶下孔上、下的肌肉示意图

1. 颧骨　2. 提上唇肌　3. 眶下血管神经束　4. 提口角肌

11. 中面部解剖层次模式图

中面部由浅层到深层的解剖结构： 1 为皮肤；2 为颊脂肪垫；3 为提上唇肌；4 为提口角肌；5 为骨膜。在颊脂肪垫（图 5-20 注释 2）的内侧部分唇颊沟深层有面动脉走行。在提上唇肌（图 5-20 注释 3）和提口角肌（图 5-20 注释 4）之间有眶下血管神经束穿出。眶下孔上方（图 5-20 注释 6）的上颌骨与提上唇肌（图 5-20 注释 3）在同一平面上，笔者常用的中面部增容的注射方法是：先将针头抵到 6，由 6 表面滑入提上唇肌 3 浅面，此平面是笔者常用的中面部增容注射的第一平面。注射的要点：应避让唇颊沟（法令纹）附近颊脂肪垫深部的面动脉、颊中沟深部的面静脉。中面部增容注射的第二个常用平面是在 3 的深面、4 和 5 的浅面。从眼轮匝肌下脂肪垫（SOOF）外侧团深部的骨面向鼻翼方向的深部缓慢运针可进入提上唇肌 3 的深面、提口角肌 4 的浅面（图 5-20 深蓝色箭头）。在此层注射时应注意眶下血管神经束。第三个注射平面是颧骨、上颌骨的骨膜浅面。第四个注射平面是皮下与颊脂肪垫之间或颊脂肪垫内，在此平面注射时要注意面动、静脉的走行。

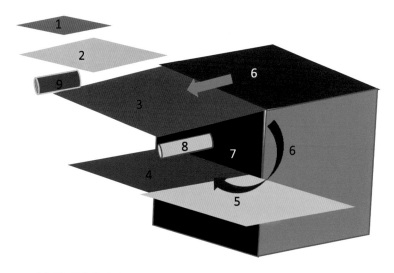

图 5-20　中面部层次模式图

1. 皮肤　2. 颊脂肪垫　3. 提上唇肌　4. 提口角肌　5. 中面部深层脂肪　6. 颧骨　7. 上颌骨　8. 眶下血管神经束　9. 面动脉

12. 侧面部皮下解剖

颧弓下方面部凹陷（图 5-21 中绿色椭圆所示位置），此区皮下无大血管通过，可以在皮下进行注射填充。

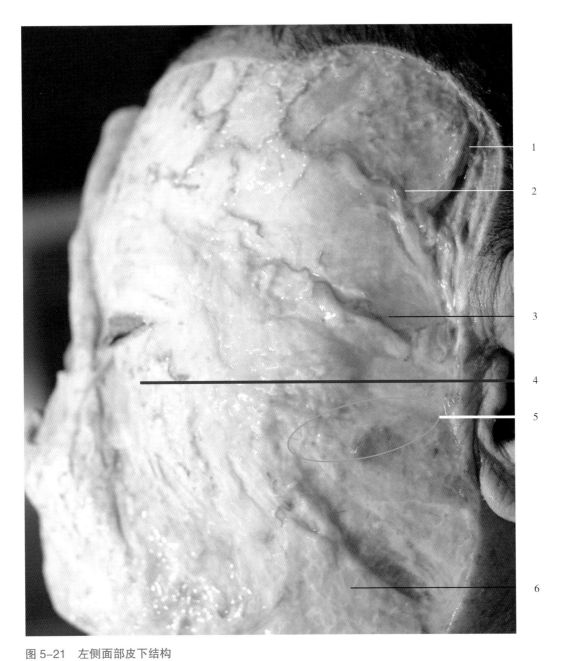

图 5-21 左侧面部皮下结构
1. 颞浅动脉顶支 2. 颞浅动脉额支 3. 颧眶动脉 4. 颧弓标记线 5. 颧弓下面颊凹陷注射区 6. 皮下脂肪

笔者根据需要，对于颧弓下方颊凹陷的患者，偶尔也将注射物注射到SMAS下（图5-22中组织剪所示位置）。

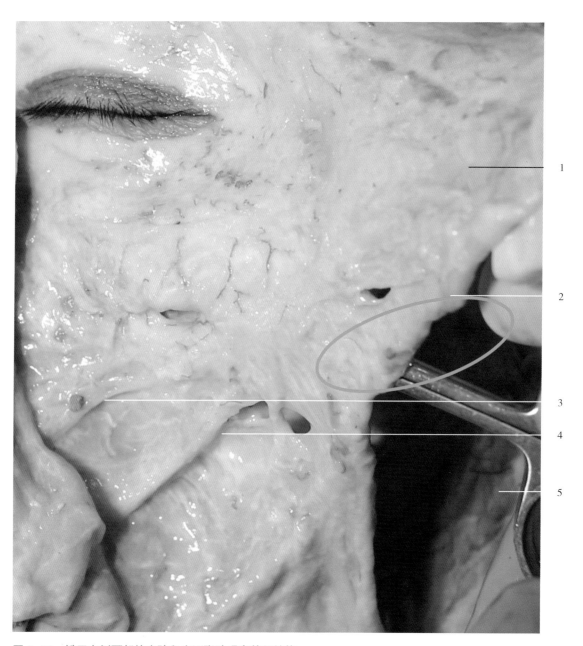

图 5-22　掀开左侧面部的皮肤和皮下脂肪观察其下结构

1. SMAS　2. 颧弓下方颊凹陷注射区　3. 颧小肌　4. 颧大肌　5. 腮腺

13. 腮腺和面神经（图5-23）

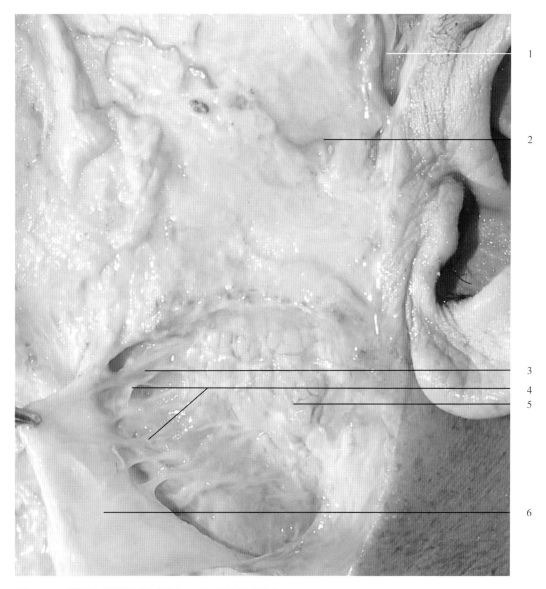

图 5-23 掀开左侧腮腺表面的 SMAS 观察其下结构

1.颞浅动脉 2.颧眶动脉 3.面横动脉 4.面神经颊支 5.腮腺 6.SMAS

14. SMAS 下层解剖结构

透过薄薄的咬肌筋膜依稀可见面神经穿出腮腺后在咬肌筋膜下走行，除皱手术时如果在此筋膜浅面操作，不会伤及面神经（图5-24、图5-25）。

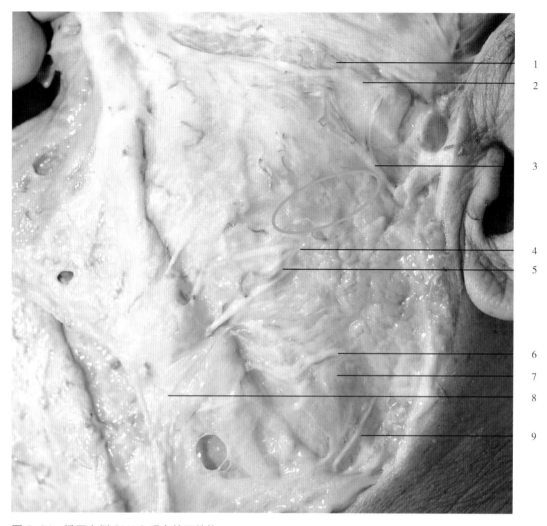

图 5-24　掀开左侧 SMAS 观察其下结构

1. 颞浅脂肪垫　2. 颞深筋膜浅层　3. 面神经颞支　4. 面神经颧支　5. 面横动脉　6. 面神经颊支　7. 咬肌筋膜　8. SMAS　9. 面神经下颌缘支　绿色椭圆示颧颊部凹陷 SMAS 下对应范围

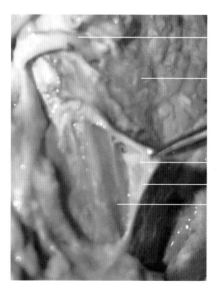

1. 腮腺导管
2. 腮腺
3. 咬肌筋膜下的面神经颊支
4. 咬肌筋膜
5. 咬肌

图 5-25　掀开咬肌筋膜观察咬肌

15. 咬肌、腮腺导管、面神经颊支和颊脂肪垫颊突

腮腺导管的体表投影： 鼻翼缘与嘴角连线的中点与外耳门的连线的中 1/3。此处做线雕提升时不可下线过深，以防伤及腮腺导管（图 5-26）。

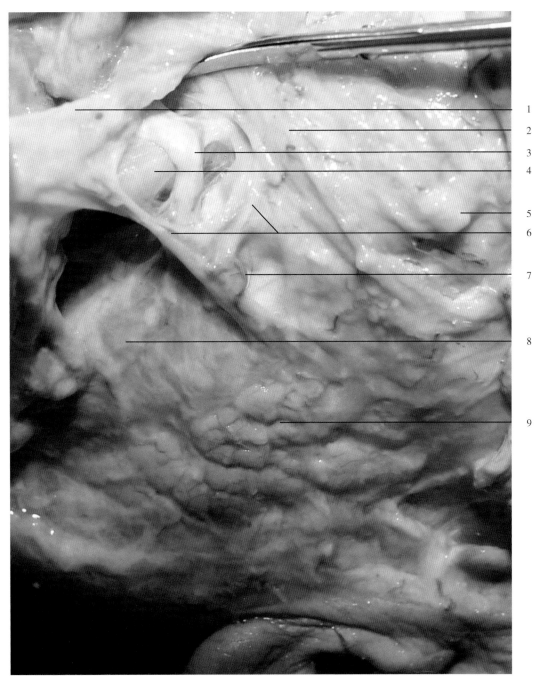

图 5-26　掀起 SMAS 观察其下结构

1. SMAS　2. 颧大肌　3. 腮腺导管　4. 颊脂肪垫颊突　5. 眼轮匝肌下脂肪垫（SOOF）　6. 面神经颊支　7. 面横动脉　8. 咬肌筋膜　9. 腮腺

如果把颧颊部凹陷假想成一个空隙，那么凹陷（图 5-27 中白色椭圆区域）正上方与 SMAS 深层毗邻，上界为颧骨弓下缘；前下界为咬肌浅部的肌腱；后下界为腮腺上缘；底界为咬肌深部（图 5-27、图 5-28）。位于面神经颞支和颧支之间。凹陷的前下方有面横动脉（图 5-26）。

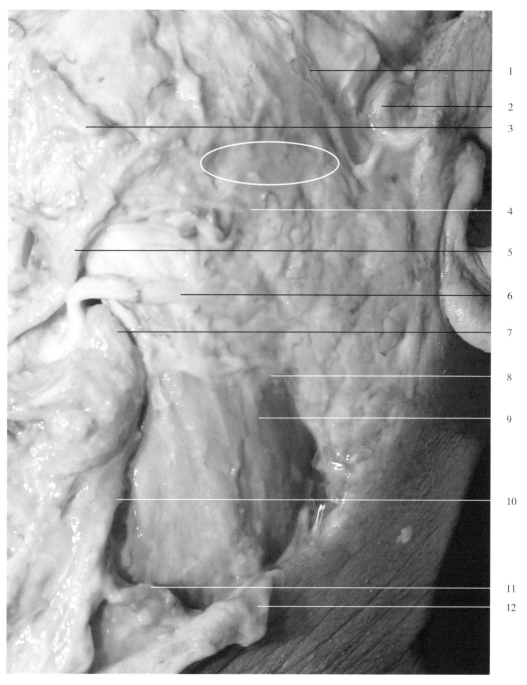

图 5-27　掀起左侧面颊部 SMAS 观察其下结构

1.面神经颞支　2.颞浅动脉　3.SOOF　4.面神经颧支　5.颧大肌　6.腮腺导管　7.颊脂肪垫颊突　8.面神经颊支　9.咬肌　10、12.SMAS　11.面动脉

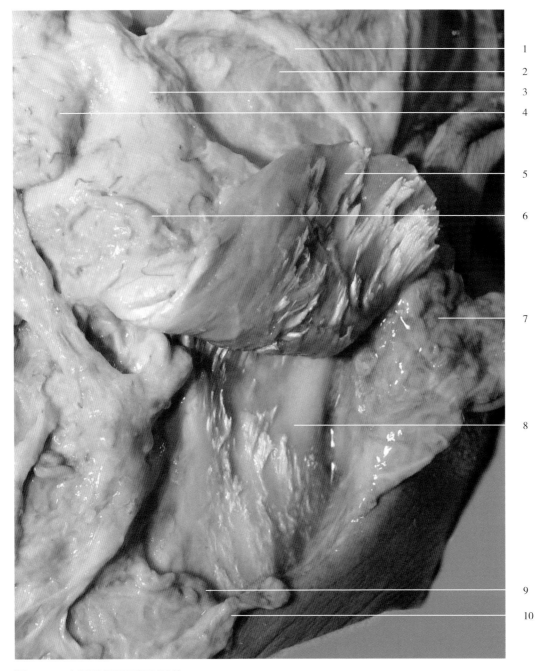

图 5-28　左侧面部深层解剖结构

1.颞深筋膜浅层　2.颞深筋膜深层　3.颧骨颧突　4.掀起的眼轮匝肌　5.掀起的咬肌　6.SOOF　7.掀起的腮腺　8.下颌骨　9.面动脉　10.SMAS

16. 颞深筋膜深层、颧弓深面的脂肪垫 （图5-29~图5-31）

如果注射至颞深筋膜深层的下方（颊脂肪垫），如图5-29所示，注射物会沿着镊子的方向通过颧弓深部向下移动到面颊部。

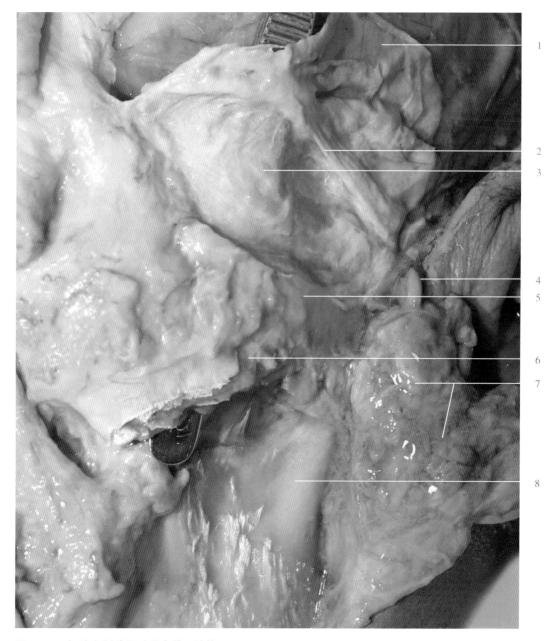

图5-29 切除左侧咬肌后观察其下结构

1.颞深筋膜 2.颞深筋膜浅层 3.颞深筋膜深层 4.颞浅动脉 5.颧弓 6.咬肌颧弓起点 7.掀起的腮腺 8.下颌骨

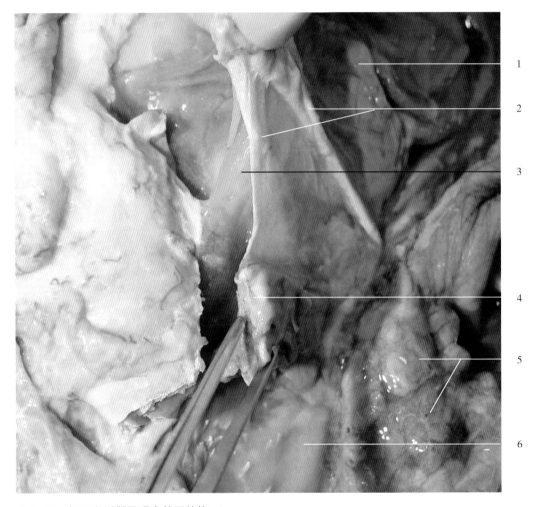

图 5-30 切开左侧颧弓观察其下结构 -1

1. 颞深筋膜 2. 颞深筋膜浅层、深层 3. 颞深脂肪垫 4. 颧弓断面 5. 掀起的腮腺 6. 下颌骨

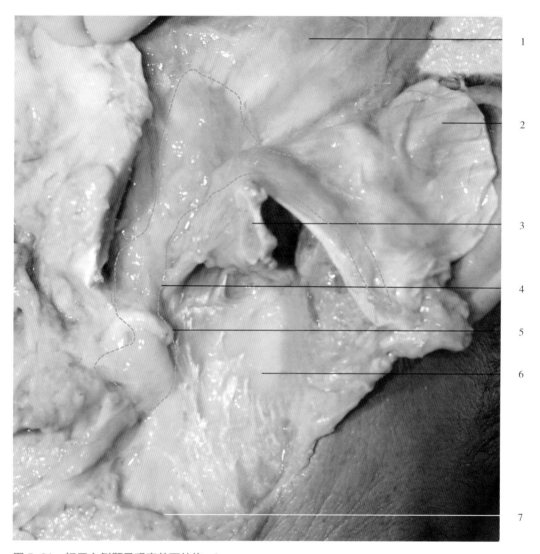

1

2

3

4

5

6

7

图 5-31　切开左侧颧弓观察其下结构 -2

1. 颞肌　2. 颞深筋膜　3. 颧弓断端　4. 颊脂肪垫　5. 腮腺导管　6. 下颌骨　7. 面动脉

17. 颊脂肪垫颊突（图5-32～图5-36）

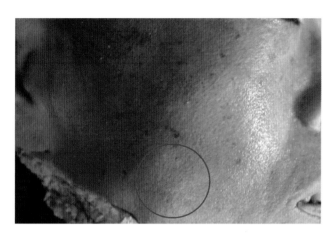

图5-32　颊脂肪垫颊突体表投影

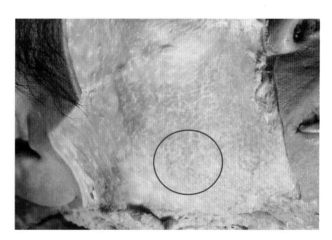

图5-33　去除皮肤，颊脂肪垫颊突在皮下脂肪层的投影

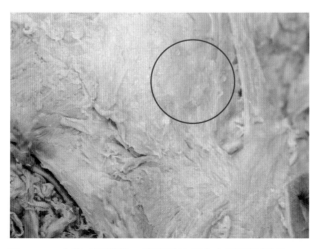

图5-34　去除皮下脂肪，颊脂肪垫颊突在笑肌的深面

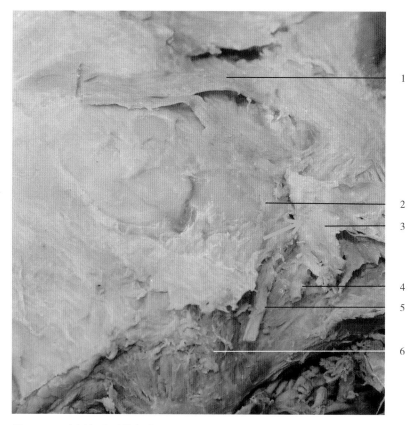

图 5-35　右侧颊脂肪垫颊突 −1

1. 颧大肌　2. 颊脂肪垫颊突　3. 掀起的笑肌和降口角肌联合处（绿色箭头为掀起方向）　4. 面动脉　5. 面静脉　6. 咬肌

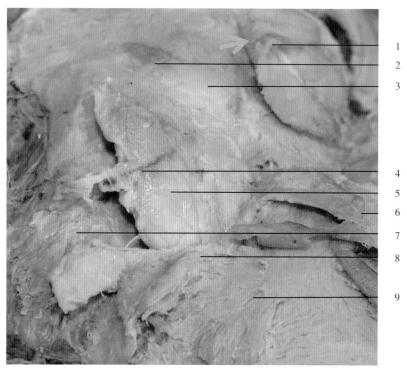

图 5-36　右侧颊脂肪垫颊突 −2

1. 眼轮匝肌下脂肪垫（绿色箭头为掀起方向）　2、6. 颧大肌　3. 颧骨　4. 腮腺管　5. 颊脂肪垫颊突　7. 咬肌　8. 笑肌　9. 降口角肌

18. 咬肌（图 5-37、图 5-38）

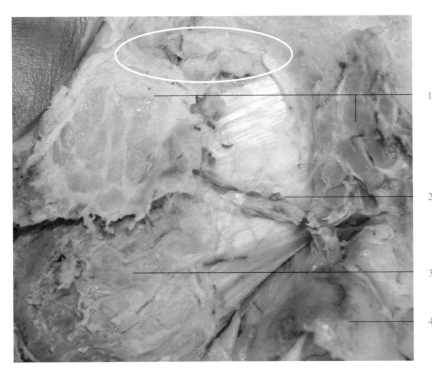

图 5-37　右侧咬肌 -1

1. 腮腺　2. 腮腺导管　3. 咬肌　4. 颊脂肪垫颊突，白圈内为图 5-32 红圈的深部

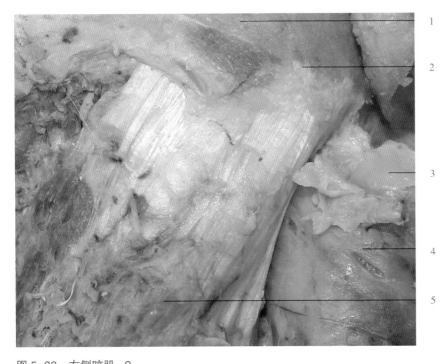

图 5-38　右侧咬肌 -2

1. 颧大肌起点　2. 咬肌肌腱　3. 腮腺导管　4. 颊脂肪垫颊突　5. 咬肌

19. 颊脂肪垫（图5-39~图5-41）

颊脂肪垫：由一体四突组成。

体部：为一扁长形的脂肪组织，它的内面和上部贴于上颌骨的骨膜，下部贴于颊肌后部分。

颞突：从体部向上延伸，位于颞肌前缘和颧骨颞面之间。

翼突：是体部的后下极突向下后方，位于翼内肌与翼外肌锥状纤维的外面。

翼腭突：是体部向翼腭窝内直接延伸的部分，在窝内它包围其中的血管神经并与周围的结缔组织连接紧密。

颊突：自体部的前端发出，位于咬肌、笑肌、颧肌之间，表面被覆一层菲薄的筋膜，腮腺导管横过其上或浅面，面神经的颊支在其上、下或浅面走行，面静脉均在颊突的前方向下后走行。

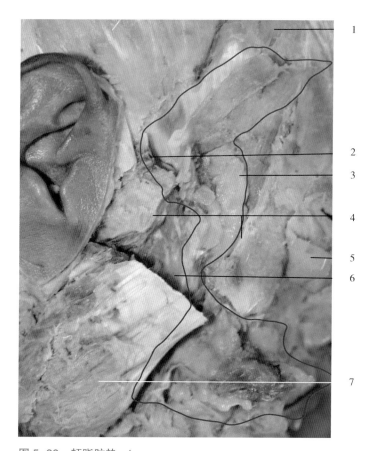

1. 颞肌
2. 颞中静脉断端
3. 颊脂肪垫
4. 颧弓断端
5. 眼轮匝肌下脂肪垫
6. 下颌骨
7. 咬肌

图 5-39　颊脂肪垫 -1

切开咬肌起点，切除部分颧弓，去除颞深筋膜

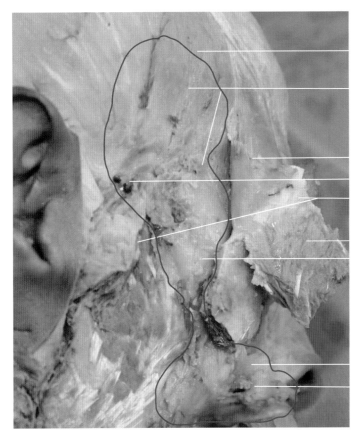

图 5-40 颊脂肪垫 -2

1. 颞肌
2. 颊脂肪垫颞突
3. 颞深筋膜深层
4. 颞中静脉
5. 颧弓断端
6. 咬肌起点的颞侧面
7. 颊脂肪垫体部
8. 颊脂肪垫颊突
9. 腮腺导管断端

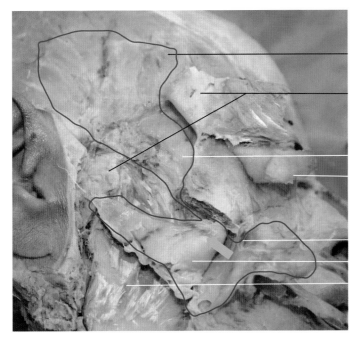

图 5-41 颊脂肪垫 -3（绿色箭头为掀起方向）

1. 颊脂肪垫颞突
2. 颧弓断端
3. 颊脂肪垫体部
4. 眼轮匝肌下脂肪垫
5. 腮腺导管
6. 颊脂肪垫颊突
7. 咬肌粗隆

面部分区注射解剖图谱

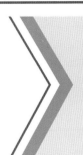

第六章
下面部

1. 下面部皮下浅层结构（图6-1、图6-2）

对于面颊部凹陷，笔者常注射于皮下或颊脂肪垫的深层。

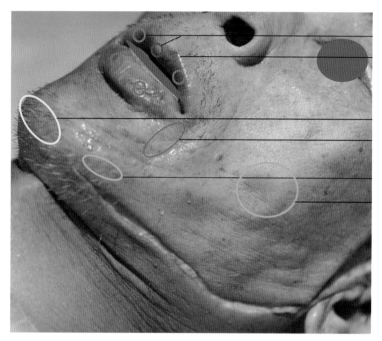

1. 唇珠（紫色圆圈区域）
2. 唇线
3. 下颏
4. 颏颊沟凹陷
5. 下颏外侧
6. 面颊部凹陷

图 6-1　下面部常用注射区

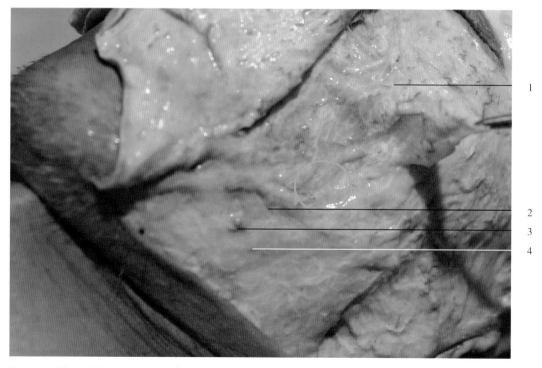

图 6-2　掀开左侧面部皮肤观察其下浅层结构 -1

1. 颊脂肪垫　2. 笑肌　3. 面动脉　4. 皮下脂肪（绿圈内为面颊部凹陷的皮下部分）

2. 降口角肌、笑肌和面动脉 (图6-3)

在皮下层面颊部凹陷的前下方是笑肌。

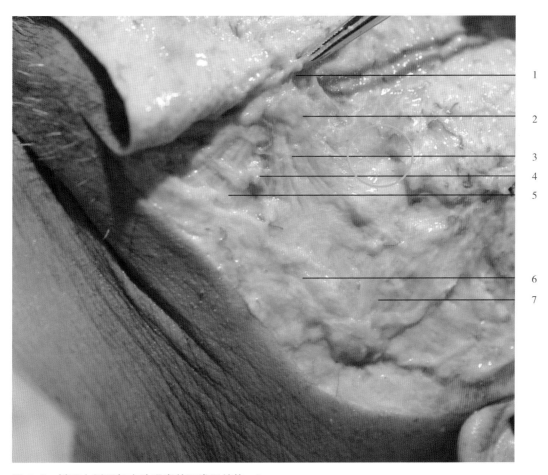

图6-3　掀开左侧面部皮肤观察其下浅层结构 –2

1.降口角肌皮肤止点　2、6.皮下脂肪　3.笑肌　4.面动脉　5.降口角肌　7.颈阔肌（绿圈内为面颊部凹陷的皮下部分）

3. 颧大肌、笑肌、降口角肌和面动脉（图6-4）

在颊脂肪垫深层面颊部凹陷的前上方是颧大肌，前下方有面动脉，后下方是笑肌。

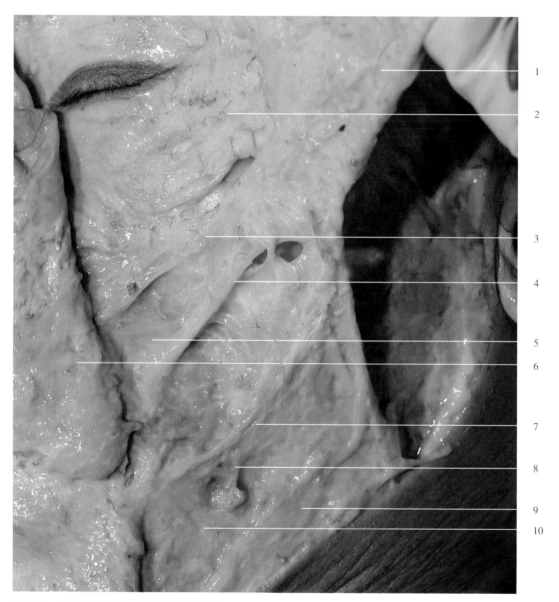

图6-4　掀起皮肤颊脂肪垫观察其下结构

1. SMAS　2. 眼轮匝肌　3. 颧小肌　4. 颧大肌　5. 中面部深层脂肪　6. 颊脂肪垫　7. 笑肌　8. 面动脉　9. 皮下脂肪　10. 降口角肌（绿圈内为面颊部凹陷的皮下部分）

4. 颈阔肌下的面动脉（图6-5、图6-6）

面动脉在咬肌前缘至口角外侧，被 3 层结构覆盖，由浅层及深层分别是皮肤、皮下脂肪和 SMAS（颈阔肌和笑肌）。

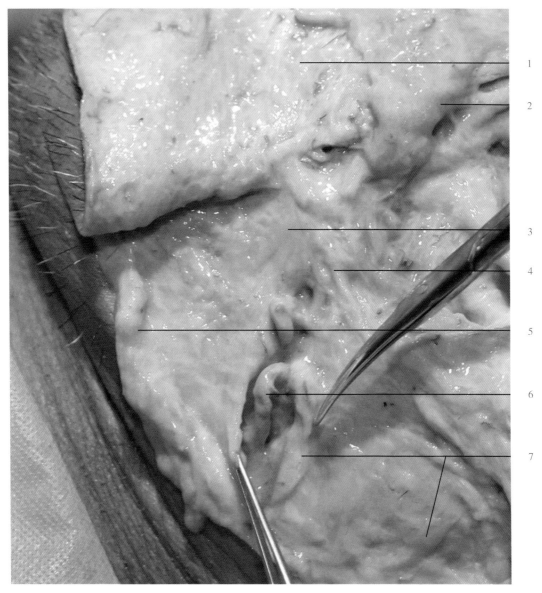

图6-5　掀开左侧面部皮肤观察其下结构

1. 皮肤　2. 颊脂肪垫　3. 降口角肌　4. 笑肌　5. 皮下脂肪　6. 面动脉　7. 颈阔肌

做下面部的皮下脂肪吸脂术或做锯齿线提升时要在颈阔肌浅层操作，这样可以避免伤及颈阔肌下的面动脉。

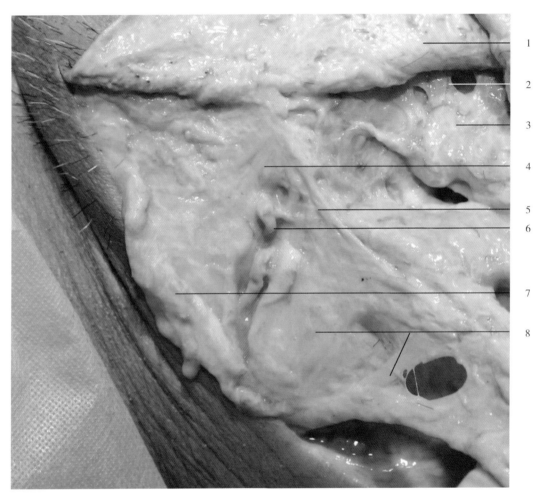

图 6-6　切开部分劲阔肌观察其下面动脉

1. 掀起的皮肤　2. 鼻唇沟韧带　3. 颧脂肪垫　4. 降口角肌　5. 笑肌　6. 面动脉　7. 皮下脂肪　8. 提起的颈阔肌止点

5. 蜗轴和面动脉（图6-7）

面颊部凹陷的深层是颊脂肪垫颊突，其前上方紧邻腮腺导管，其后方是咬肌。

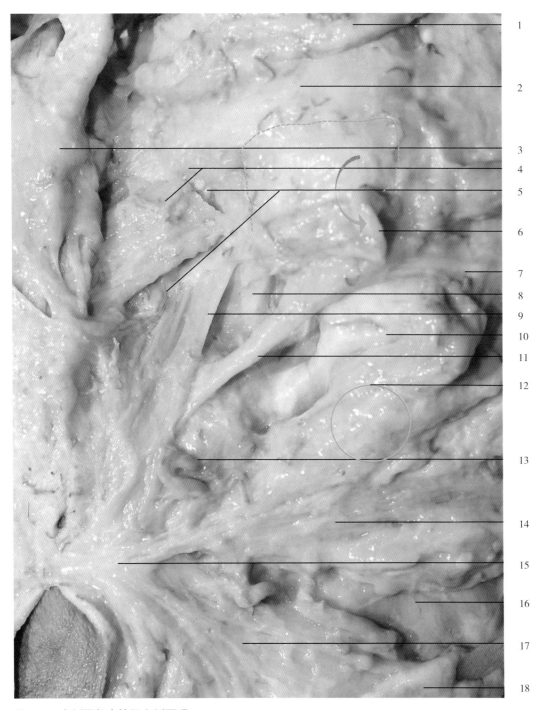

图 6-7　左侧面部表情肌左侧面观

1. 向上掀起的眼轮匝肌眶部　2. 眶下缘　3. 颧脂肪垫　4. 提上唇肌　5. 眶下神经　6. 向下掀开的 SOOF（箭头所示为掀开方向，虚线所示为 SOOF 原位）　7. 面神经颧支　8. 上颌骨　9. 提上唇肌　10. 腮腺导管　11. 颧大肌　12. 颊脂肪垫颊突　13. 面动脉　14. 笑肌　15. 蜗轴　16. 咬肌　17. 降口角肌　18. 向下翻的皮下脂肪

6. 咬肌和面动脉（图6-8、图6-9）

側面部的轮廓是由下颌角、咬肌、腮腺的大小形态及浅层的皮下脂肪的厚薄决定的。肉毒素治疗仅适用于治疗咬肌肥大、腮腺肥大的患者。

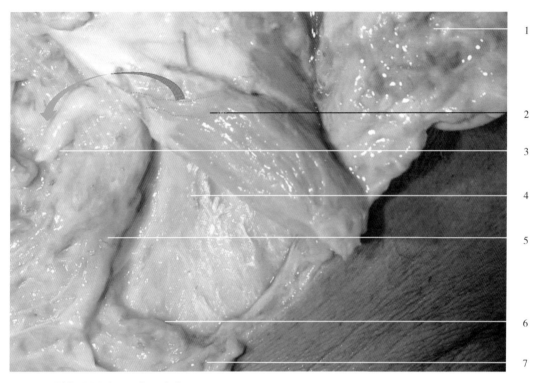

图6-8　掀起左侧咬肌观察面动脉

1.掀起的左侧腮腺　2.腮腺导管在咬肌表面的压迹　3.向前扭转的腮腺导管　4.下颌骨升支　5. SMAS　6.面动脉　7.皮下脂肪

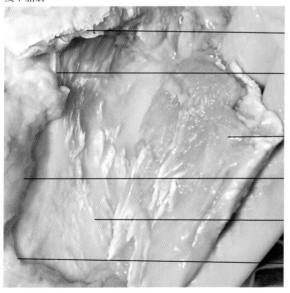

1.咬肌在颧弓上的起点
2.腮腺导管
3.咬肌
4.颊脂肪垫颊突
5.咬肌粗隆
6.面动脉

图6-9　离断左侧颧骨弓上的咬肌起点，观察咬肌深面

7. 咬肌粗隆、面动脉、腮腺导管和颊脂肪垫（图6-10~图6-13）

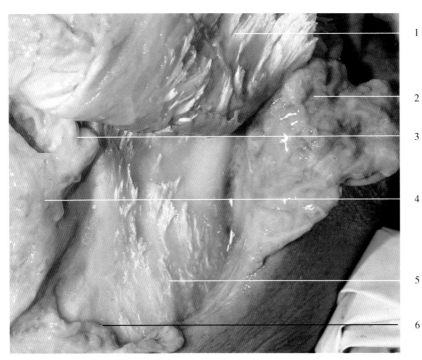

图6-10　掀起左侧咬肌观察其毗邻结构

1. 咬肌深面
2. 腮腺深面
3. 腮腺导管
4. 颊脂肪垫颊突
5. 咬肌粗隆
6. 面动脉

1. 颞深筋膜深面
2. 颧弓断端
3. 颊脂肪垫
4. 腮腺深面
5. 腮腺导管
6. 咬肌粗隆
7. 面动脉

图6-11　去除左侧咬肌观察其毗邻结构

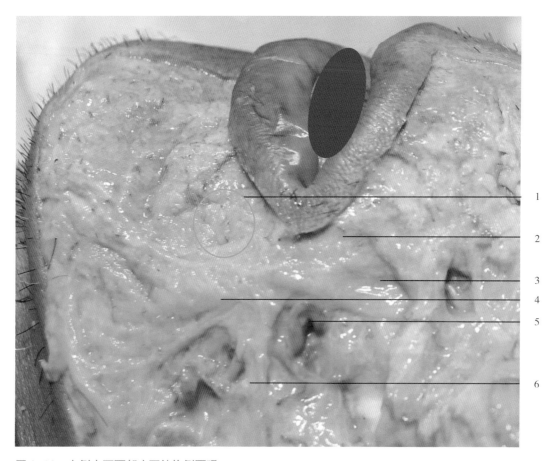

图 6-12　左侧中下面部皮下结构侧面观

1.皮下脂肪　2.口轮匝肌　3.提口角肌　4.降口角肌　5.面动脉　6.笑肌（绿圈所示为口角常用注射区域）

　　图 6-13 中口角下所示的绿色圆形区是常用的注射填充区域，填充层次位于皮下。填充后颏颊沟会变浅。

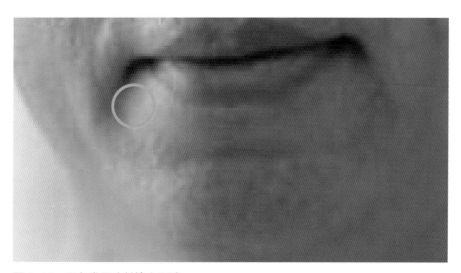

图 6-13　口角常用注射填充区域

8. 口周表情肌（图6-14～图6-18）

用玻尿酸注射隆下颏时常分深、浅两个层次注射。下颏深层的正中注射填充物是被注射在下颏结节的骨膜浅面，填充物的顶邻近左、右颏肌。如果注射过量或强力按压，注射物会向下颏缘移动，从较薄弱的皮下膨出，仰卧时更明显。为了让下颏的形态美观、轮廓顺滑，通常在下颏正中的两侧做修饰性注射，这时是注射在降下唇肌和降口角肌之间，因为是穿肌肉注射，发生出血、瘀青的概率较大。如上步骤完成后，再在下颏正中皮下注射微量填充物，注射出高光部位即可。

下颏部位的注射空间被颏肌、降下唇肌、降口角肌（图6-15中的绿色圆环）分隔成不连续的空间，所以注射时不像鼻背SMAS下的连续空间的注射那样容易，要多点、均匀注射。

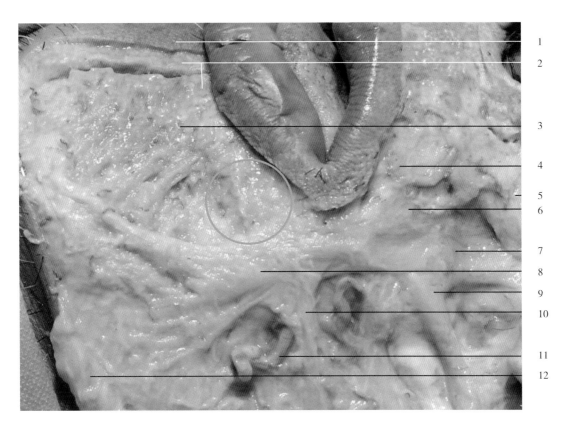

图6-14　口周表情肌

1.皮肤　2、6.口轮匝肌　3.降下唇肌　4.上唇动脉　5.提上唇肌　7.提口角肌　8.降口角肌　9.颧大肌　10.笑肌　11.面动脉　12.皮下脂肪

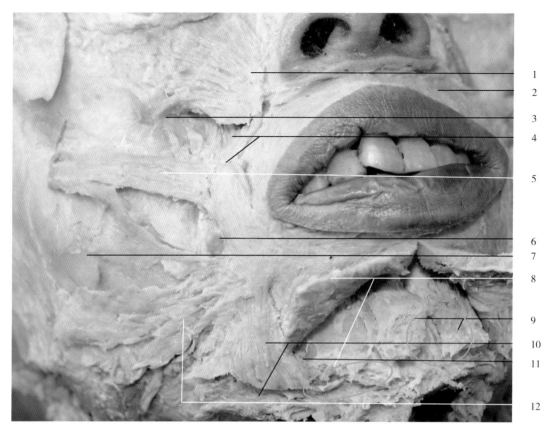

图 6-15 右侧下面部表情肌

1. 提上唇肌　2. 口轮匝肌　3. 颧小肌　4. 提口角肌　5. 颧大肌　6. 面动脉　7. 颊脂肪垫颊突　8. 降下唇肌　9. 颏肌　10. 降口角肌　11. 颏神经　12. 笑肌

　　口角处有一组拮抗的肌肉，其中向上提口角的主要肌肉是提口角肌，向下降口角的主要肌肉是降口角肌；如果在降口角肌内注射肉毒素，其向下拉口角的力量会减弱，反向提口角的力量相对变大，口角会向上移，呈现可爱的微笑。

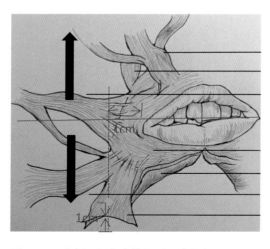

颧小肌、提上唇肌、提上唇鼻翼肌

提口角肌

颧大肌

口轮匝肌

降下唇肌

笑肌

降口角肌

图 6-16 右侧下面部表情肌（示意图）

使口角上扬时肉毒素的注射点定位：口角外侧 1cm 的垂线上，距下颌缘上 1cm 是注射的位置（图 6-16 绿点处）。要注射到皮下的降口角肌上。

有的患者笑的时候，上牙龈外露过多，影响形象，通过抑制颧小肌、提上唇肌、提上唇鼻翼肌可改善这种症状（图 6-15）。

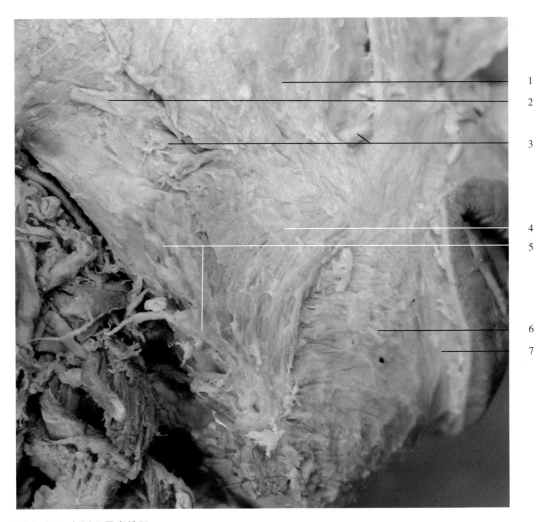

图 6-17　右侧口周表情肌

1.笑肌　2.面静脉　3.面动脉　4.降口角肌　5.颈阔肌　6.降下唇肌　7.口轮匝肌

　　患者常提出要嘴角上扬的效果，注射肉毒素时要精准注射到降口角肌上，降口角肌很薄，其下紧邻降下唇肌，注射时要控制好进针的深度。当然也有医师通过手术离断部分降口角肌达到嘴角上扬的效果。

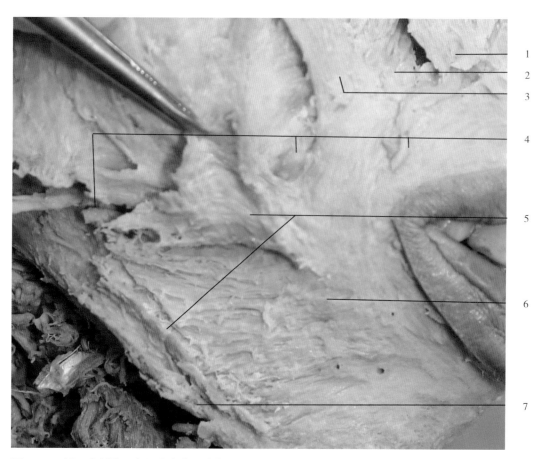

图 6-18　掀开右侧降口角肌观察其下结构

1. 提上唇肌　2. 提口角肌　3. 颧大肌　4. 面动脉　5. 降口角肌　6. 降下唇肌　7. 颈阔肌

9. 颏神经（图6-19~图6-21）

做隆下颏手术时要保护好颏神经。

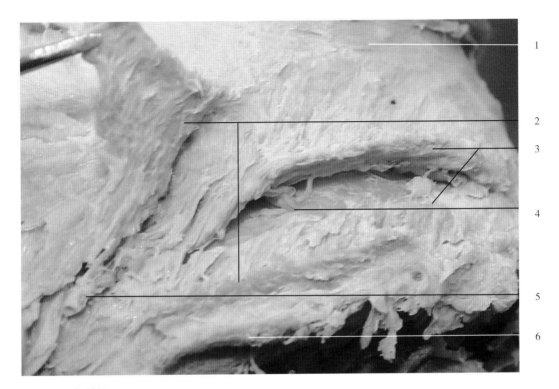

图6-19　颏神经-1

1.口轮匝肌　2.掀开的降口角肌　3.降下唇肌　4.颏神经　5.面动脉　6.颈阔肌

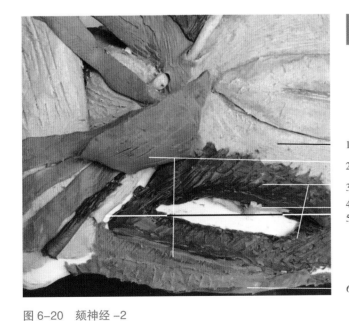

金医生解剖
教学模型

图6-20　颏神经-2

1.口轮匝肌　2.掀开的降口角肌　3.降下唇肌　4.颏神经　5.面动脉　6.颈阔肌

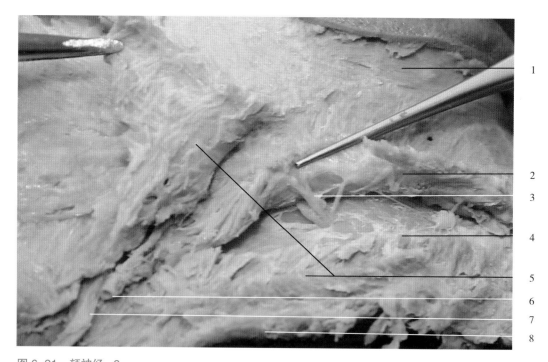

图 6-21　颏神经 -3

1.口轮匝肌　2. 4.掀开降下唇肌　3.颏神经　5.掀开的降口角肌　6.面动脉　7.面静脉　8.颈阔肌

10. 颏肌（图6-22～图6-25）

　　有的患者下颏较短，这时可以先在颏肌上注射肉毒素，等颏肌向上牵拉下颏部皮肤的力量减弱后再在下颏部注射玻尿酸，使下颏部塑形更容易。做假体隆下颏手术时，纵切口比横切口佳，理由有二：①在两颏肌间的纵切口不损伤颏肌；②颏肌骨面的起点可阻挡假体上移。

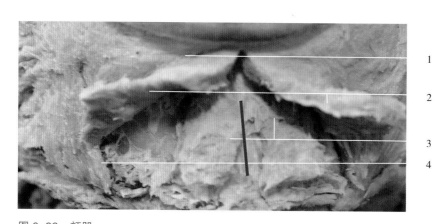

图 6-22　颏肌

1.口轮匝肌　2.降下唇肌　3.颏肌　4.降口角肌（红线为隆下颏时的纵切口标记线）

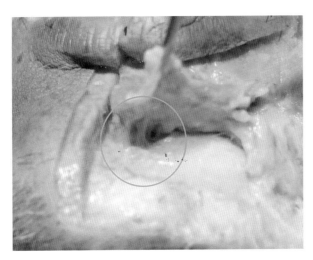

图 6-23　颏肌前下面观

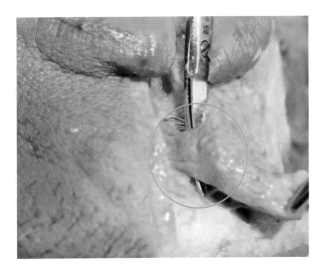

图 6-24　左侧颏肌侧面观

如图 6-25 所示，绿色线表示下唇正中线，断面上有一红色小突起，为下唇动脉的断端，可见离齿侧近。

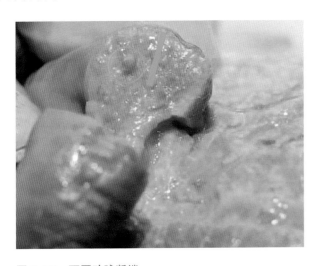

图 6-25　下唇动脉断端

11. 上、下唇动脉（图6-26～图6-29）

因上、下唇动脉靠近唇部齿侧走行，所以注射隆唇时，注射点应靠近唇部外侧、皮下或黏膜下。

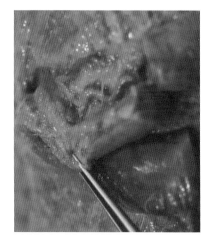

图6-26　右侧上唇动脉斜侧面观

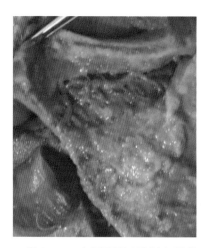

图6-27　左侧下唇动脉斜上面观

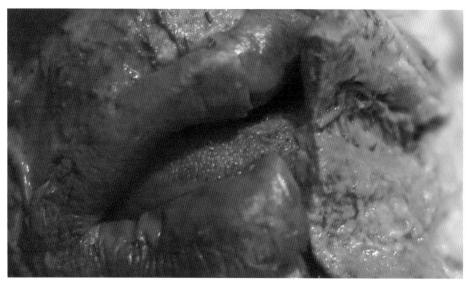

图6-28　左侧下唇动脉

注射唇部时，针勿靠近齿侧，勿注射过深。如瞬间出现与血管走行方向一致的红白相间的花斑样变，要立即注射玻璃酸酶溶解。

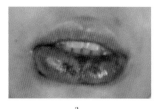

a

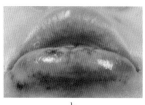

b

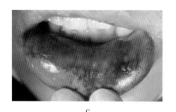

c

图6-29　a～c用玻尿酸注射隆唇后下唇动脉栓塞用玻璃酸酶溶解的第4天

12. 眶上神经、眶下神经和颏神经（图6-30）

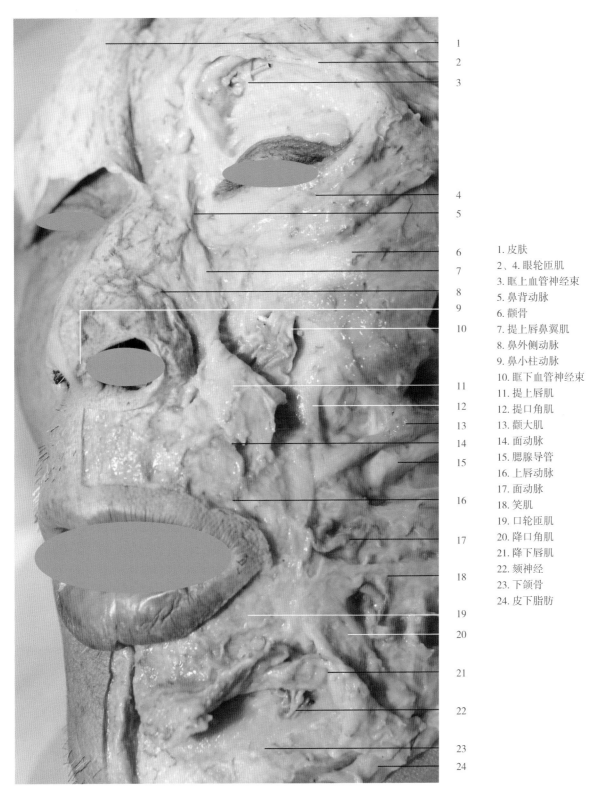

1. 皮肤
2、4. 眼轮匝肌
3. 眶上血管神经束
5. 鼻背动脉
6. 颧骨
7. 提上唇鼻翼肌
8. 鼻外侧动脉
9. 鼻小柱动脉
10. 眶下血管神经束
11. 提上唇肌
12. 提口角肌
13. 颧大肌
14. 面动脉
15. 腮腺导管
16. 上唇动脉
17. 面动脉
18. 笑肌
19. 口轮匝肌
20. 降口角肌
21. 降下唇肌
22. 颏神经
23. 下颌骨
24. 皮下脂肪

图6-30　眶上神经、眶下神经、颏神经正面观

13. 面动脉（图6-31、图6-32）

面动脉在咬肌前缘绕下颌骨下缘向上，弯弯曲曲地向上走行至距离口角外侧约1cm处，然后上行至鼻翼基底，再沿鼻外侧到达内眦，延续为角动脉。面动脉位于笑肌、颧大肌、颧小肌、提上唇肌、提上唇鼻翼肌外侧束的深面，下颌骨、颊肌、提口角肌的浅面。

面动脉有40%终于内眦动脉，或有15%终于鼻外侧动脉，或有15%终于上唇动脉，或有5%终于下唇动脉，或有5%终于下颌缘动脉，或有10%是双重型的，或有10%是全面型的。这一多变的解剖结构给注射美容带来了困扰，但是因为其走行层次相对稳定，只要掌握了解剖层次，就可以以不变应对万变了。

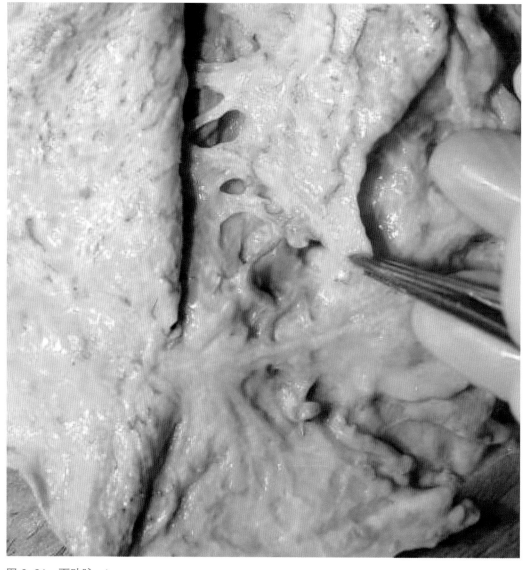

图 6-31　面动脉 –1

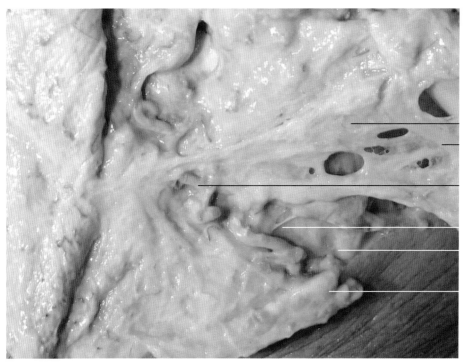

1. 笑肌
2. 颈阔肌
3. 面动脉
4. 面神经下颌
缘支
5. 咬肌
6. 浅筋膜

图 6-32 面动脉 -2

14. 颊脂肪垫颊突和笑肌（图 6-33～图 6-36）

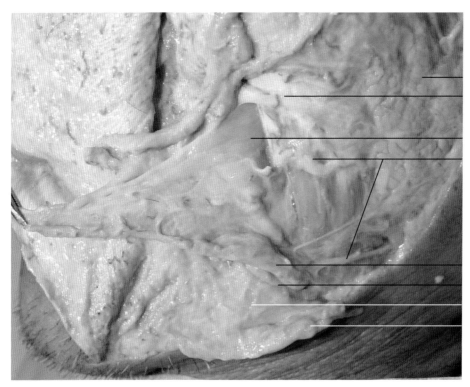

1. 腮腺
2. 腮腺导管
3. 颊脂肪垫颊突
4. 面神经
5. SMAS
6. 面动脉
7. 降口角肌
8. 浅筋膜

图 6-33 颊脂肪垫颊突

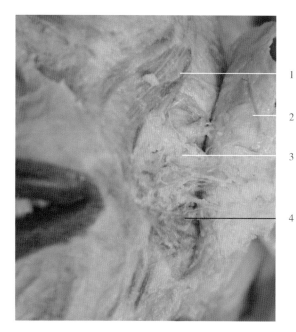

1. 颧大肌
2. 浅筋膜
3. 颊脂肪垫颊突
4. 笑肌

图 6-34　颊部皮下浅层结构 -1

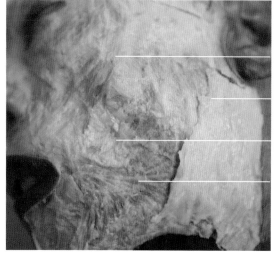

1. 颧大肌
2. 浅筋膜
3. 颊脂肪垫颊突
4. 笑肌

图 6-35　颊部皮下浅层结构 -2

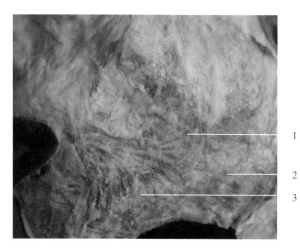

1. 笑肌
2. 颈阔肌
3. 降口角肌

图 6-36　颊部皮下浅层结构 -3

面部分区注射解剖图谱

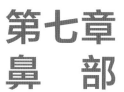

第七章
鼻　部

1. 鼻部皮下浅层结构（图 7-1）

鼻部通常注射的部位是鼻背部、鼻尖和鼻小柱。笔者在鼻背正中深层骨面注射完玻尿酸后，如果感觉效果还差些，再在皮下浅层补充注射，浅层也有血管，所以笔者是小心地退针注射。鼻尖部位注射是在皮下，注射量很少，不超过 0.3mL。对于鼻小柱部位注射填充，通常将注射剂注射到皮下鼻翼软骨内侧角之间。

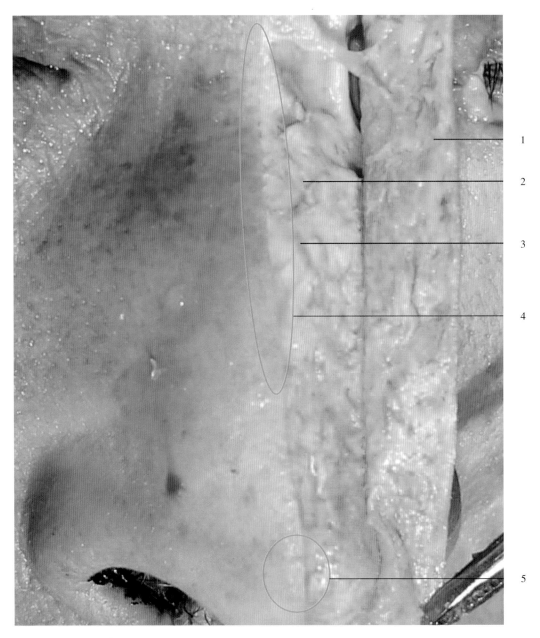

图 7-1　正中切开鼻部皮肤观察皮下组织
1.皮肤　2.浅筋膜　3.鼻背动脉　4.鼻背部注射区　5.鼻头部注射区

2. 外鼻动脉（图7-2～图7-5）

外鼻的血管主要走行在SMAS层。其上有浅筋膜层、皮肤层，其下有间隙和骨膜。隆鼻手术通常在SMAS层下操作，这样可以保护外鼻的血运。

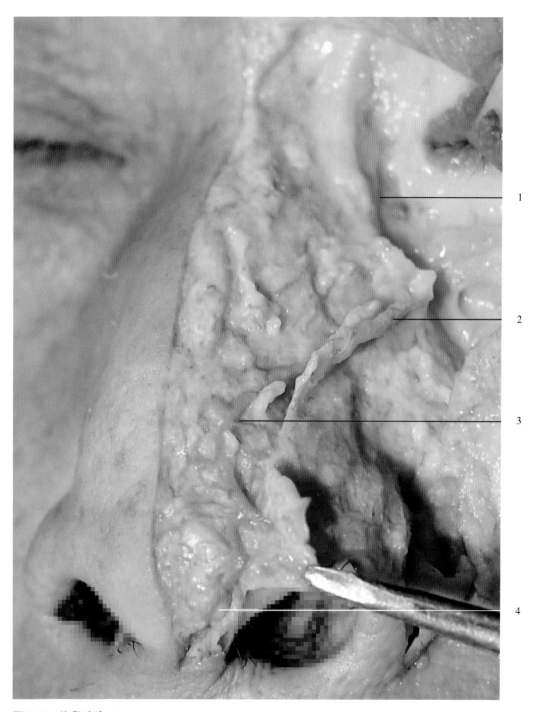

图 7-2　外鼻动脉 -1

1. 内眦动脉　2. 浅筋膜　3. 鼻外侧动脉　4. 鼻小柱动脉

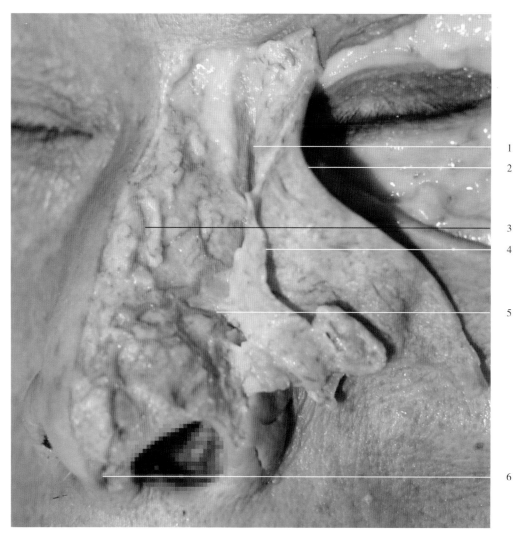

图 7-3　外鼻动脉 -2

1. 内眦动脉　2. 皮肤　3. 鼻背动脉　4. 浅筋膜　5. 侧鼻动脉　6. 鼻小柱动脉

做鼻综合手术，剥离至鼻翼软骨头侧时，要保护好侧鼻动脉，此处容易出血（图 7-4 中绿圈区域）。

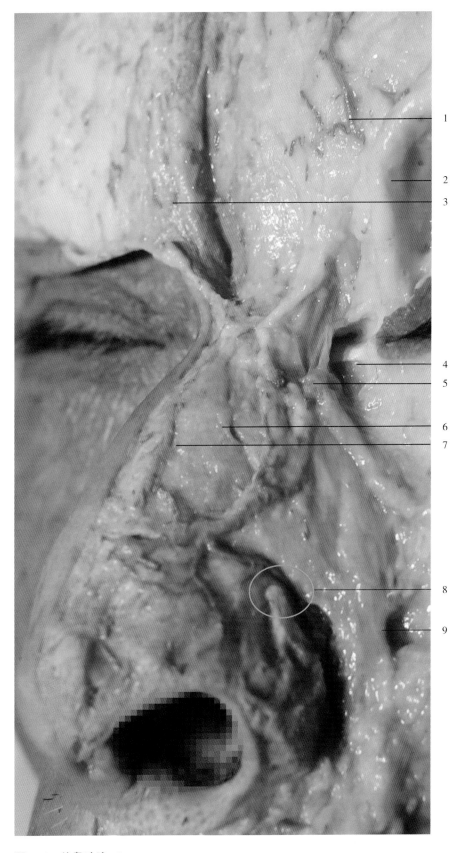

图 7-4 外鼻动脉 -3

1.滑车上动脉 2.眼轮匝肌 3.皮肤 4.内眦韧带 5.内眦动脉 6.鼻肌 7.鼻背动
脉 8.侧鼻动脉 9.提上唇鼻翼肌

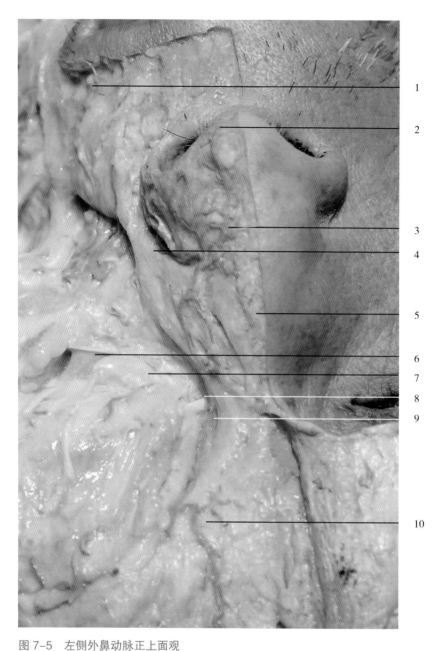

图 7-5　左侧外鼻动脉正上面观

1. 上唇动脉　2. 鼻小柱动脉　3. 侧鼻动脉　4. 提上唇鼻翼肌　5. 鼻背动脉　6. 下斜肌　7. 下睑眶隔脂肪内侧团　8. 内眦韧带　9. 内眦动脉　10. 滑车上动脉

3. 纤维条索（图7-6、图7-7）

隆鼻手术时为了使鼻翼软骨、鼻背部皮肤可大幅度移动，通常要剥断纤维条索。

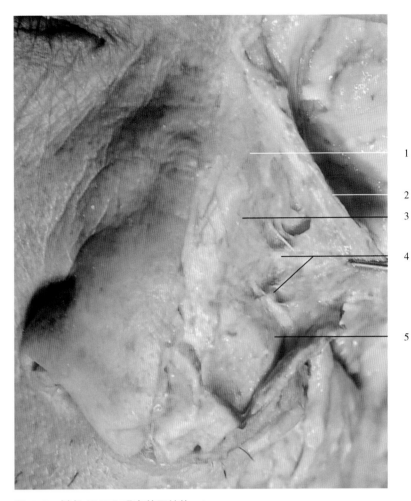

图 7-6 掀起 SMAS 观察其下结构 –1

1. 鼻骨　2. SMAS　3. 鼻外侧软骨　4. 纤维条索　5. 鼻翼软骨

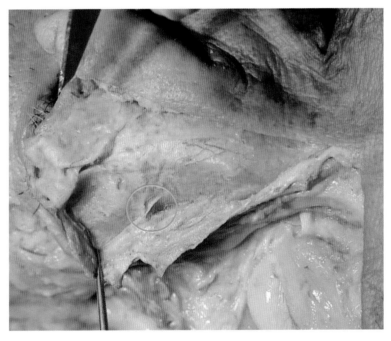

图 7-7 掀起 SMAS 观察其下结构 –2，绿圈中为纤维条索

4. 穹隆间韧带（图7-8）

穹隆间韧带浅面可以少量注射填充以修饰鼻尖形态，做鼻中隔手术时常离断穹隆间韧带，重搭鼻软骨支架。也可以在此处注射 0.2mL 的玻尿酸，小幅度抬高鼻尖。

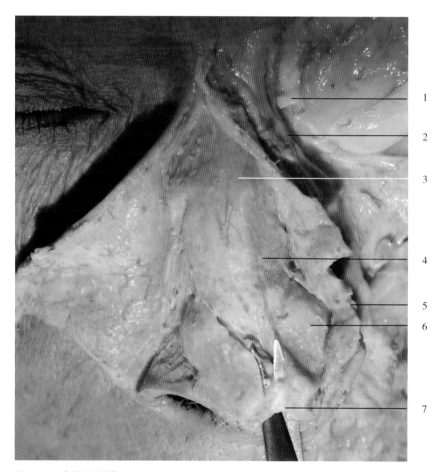

图 7-8　穹隆间韧带

1. 内眦韧带　2. 内眦动脉　3. 鼻骨　4. 上外侧软骨　5. SMAS　6. 鼻翼软骨　7. 穹隆间韧带

5. 线雕隆鼻

线雕隆鼻因为操作简单、效果显著，很受客户的欢迎，线要放到 SMAS 下层。在做驼峰鼻线雕时，线很容易沿着驼峰骨面穿向浅层，出现线头外显、红肿的症状（图7-9）。这种情况需要取线。取线时带出皮下的组织或 SMAS，使皮肤出现凹凸不平的情况，给后续隆鼻治疗带来困扰。注射隆鼻术后取出不吸收的注射物时也会有类似并发症出现，所以不论是线雕还是注射，都应该做到解剖层次准确。

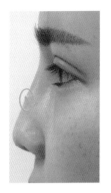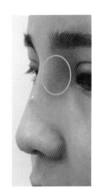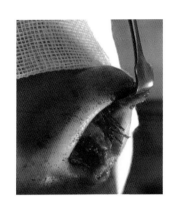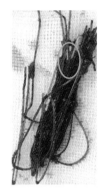

a. 隆鼻线外露   b. 鼻根红肿   c. 取线   d. 取线时带出的组织

图 7-9 a ~ d 线雕隆鼻的并发症及其处理

6. 鼻翼软骨（图 7-10～图 7-13）

在行玻尿酸隆鼻、假体隆鼻时，玻尿酸和假体应放于骨膜的浅面，此层血管少，易剥离，鼻背中间部位无知名大血管走行（图 7-10 绿色虚线内）。所以在鼻背的皮肤正中间进针至骨膜浅面注射是常用的鼻背部注射隆鼻的方法。

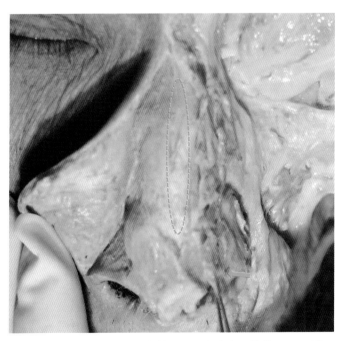

图 7-10 鼻翼软骨 -1，绿色箭头所示为富含血管的 SMAS 层

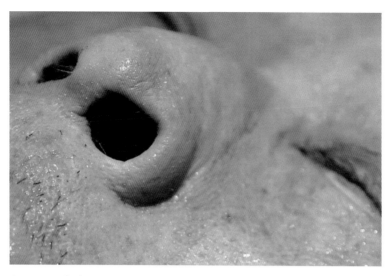

图 7-11　鼻头

为驼峰鼻的患者注射隆鼻时，通常在"驼峰"的头侧和尾侧骨面注射以改善形态或用手术的方法切除部分鼻骨。

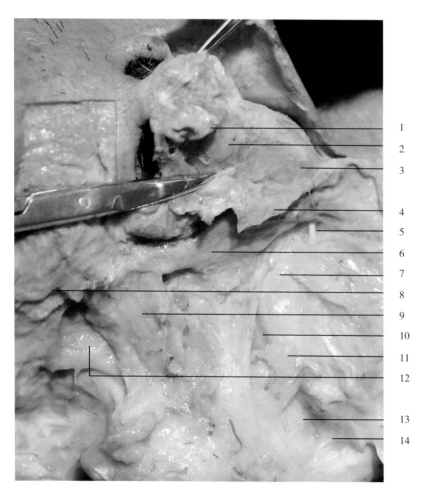

图 7-12　鼻翼软骨 -2

1. 鼻翼软骨　2. 上外侧软骨　3. 鼻骨　4. SMAS　5. 内眦韧带　6. 提上唇鼻翼肌　7. 下睑眶隔脂肪内侧团　8. 面动脉　9. 提上唇肌　10. 下斜肌　11. 下睑眶隔脂肪中间团　12. 提口角肌　13. 下睑眶隔脂肪外侧团　14. 外眦韧带

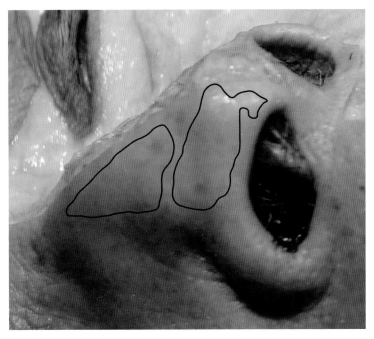

图 7-13　上外侧软骨、鼻翼软骨在体表的投影

7. 外鼻的骨性支撑（图 7-14）

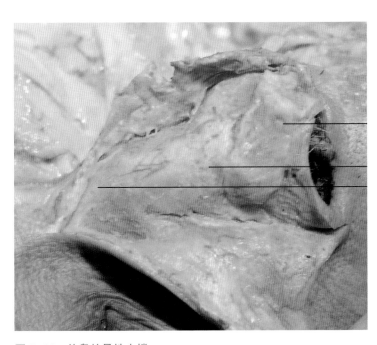

图 7-14　外鼻的骨性支撑

1. 鼻翼软骨　2. 上外侧软骨　3. 鼻骨

8. 鼻部肌肉、鼻背筋膜下腔隙（图7-15、图7-16）

如图7-15所示，治疗鼻背横纹和兔纹时通常将肉毒素注射到肌肉2、4上。

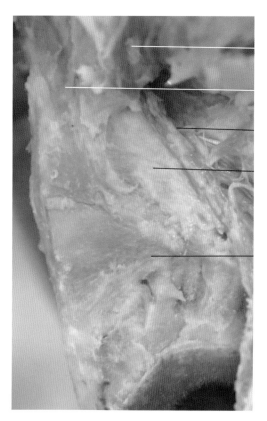

1. 眼轮匝肌
2. 眉间降肌
3. 提上唇鼻翼肌
4. 鼻肌横部
5. 鼻肌翼部

图7-15 鼻部肌肉

鼻背筋膜下腔隙是隆鼻手术或注射隆鼻时放置假体和注射物的位置（图7-16）。

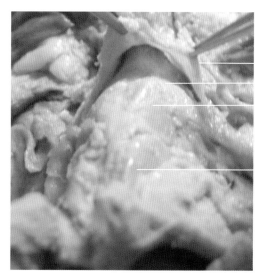

1. SMAS
2. SMAS下间隙
3. 上外侧软骨
4. 鼻翼软骨

图7-16 鼻背筋膜下腔隙

面部分区注射解剖图谱

第八章
锯齿线、微拉美中下面部提升相关解剖

1. 锯齿线、微拉美中下面部提升分区图

如图 8-1 所示，沿眶外侧缘做 1 条绿色垂线，过外耳道、颧弓和眶下缘做绿色水平线，2 线垂直交叉，沿唇颊沟做 1 条红色线，过外耳门与眉尾做 1 条黄色线，这 4 条直线交叉可将面部分成 4 个区域：Ⅰ区为颞下隔上区；Ⅱ区为腮腺咬肌区；Ⅲ区为颊脂肪垫区；Ⅳ区是颞下隔到颧弓之间的区域。

中下面部的提升固定点通常是在Ⅰ区颞部，通过Ⅳ区到达Ⅱ区、Ⅲ区等需要提升的区。

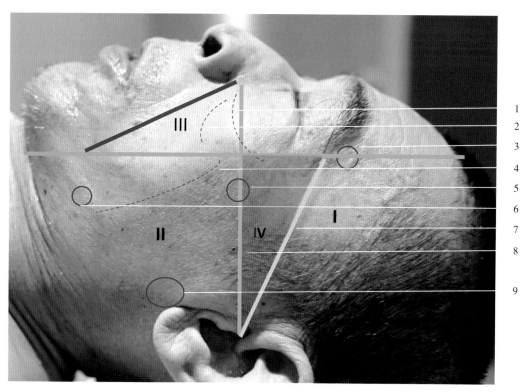

图 8-1 面部分区图（锯齿线、微拉美中下面部提升）

1.部分眼轮匝肌支持韧带的体表投影 2.颧骨皮肤韧带的体表投影 3.左侧框外侧附着的体表投影 4.咬肌皮肤韧带的体表投影 5.颧弓韧带的体表投影 6.下颌骨韧带的体表投影 7.颞下隔的体表投影 8.颧弓的体表投影 9.颈阔肌耳韧带的体表投影

2. 锯齿线、微拉美设计画线（图8-2~图8-5）

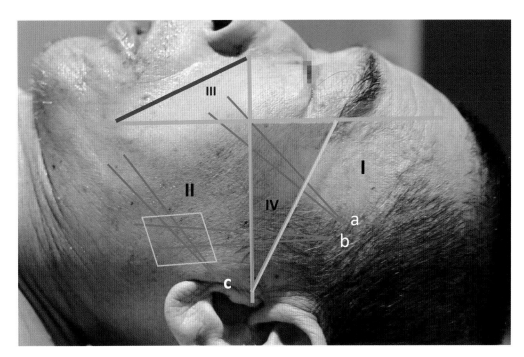

图8-2　锯齿线提升中下面部的设计画线

a、b、c是3组线（每组2根线，两两打结，线的规格为19G 100mm的双向锯齿线）。线放置的层次是皮下浅筋膜层。其中a、b组线在颞深筋膜层打结固定。c组线在皮下颈阔肌耳韧带处打结固定。a组线穿过IV红色三角区走行在颞中筋膜和颞深筋膜之间。III区表示颞脂肪垫，是a组线要提升的结构，目的是改善唇颊沟。黄色平行四边形是咬肌间隙的体表投影，b、c组线在此处提升松弛下垂的下面部皮肤，因为咬肌前间隙处表面的皮肤容易向后上方移动

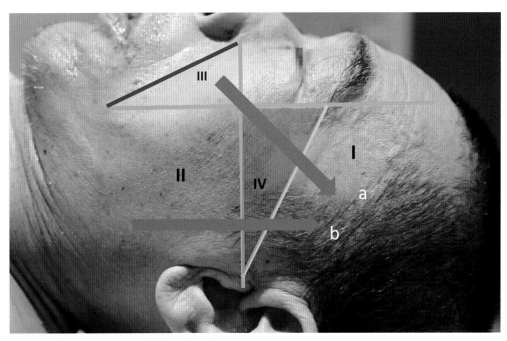

图8-3　微拉美提升中下面部的设计画线

a、b. 表示微拉美，放置层次同上

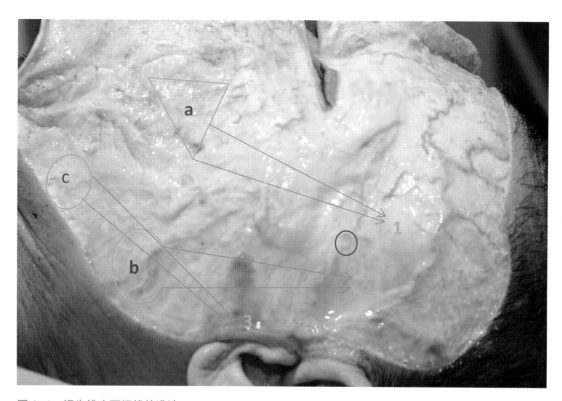

图 8-4　锯齿线皮下埋线的设计

1、2. 固定在颞浅筋膜的一组锯齿线　3. 固定在颈阔肌耳韧带的锯齿线
a. 颧脂肪垫　　b、c. 下颌缘松垂的软组织

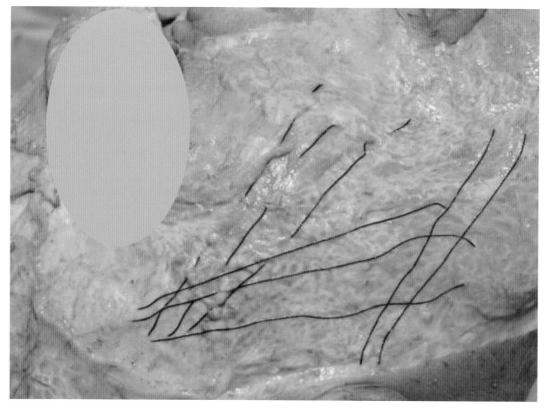

图 8-5　皮下埋线层次

线材放置的层次：浅筋膜或 SMAS 浅层

3. 中面部提升的解剖示意图（图8-6）

　　无论是用线，还是用微拉美做中面部提升，如图8-6所示的红色三角形区域都是必经之路。枕额肌额腹与眼轮匝肌眶部相连，在同一平面，所以在颞深筋膜浅面与额肌眼轮匝肌之间容易分离通过。

　　而这一三角区域（Ⅳ区）因为有面神经颞支，平行于三角形区域的斜边，在颞中筋膜内通过，在三角形中部有2~3支垂直于三角形平面的颧颞血管神经束，由深层向浅层穿出，在三角形斜边的深层颞浅脂肪垫的上缘有粗大的颞中静脉通过。所以这一区域变得尤为重要。

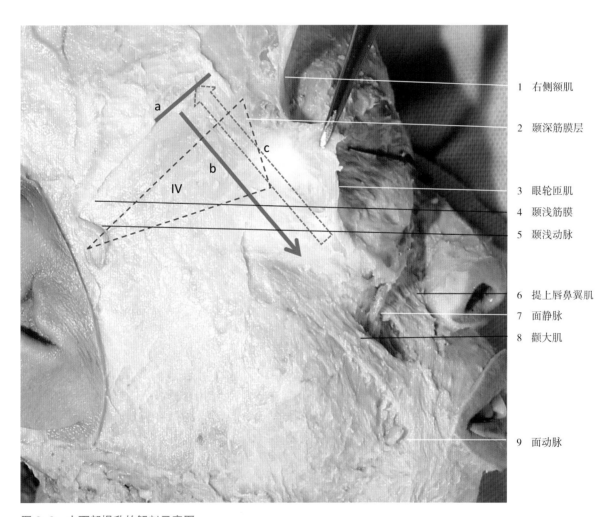

1	右侧额肌
2	颞深筋膜层
3	眼轮匝肌
4	颞浅筋膜
5	颞浅动脉
6	提上唇鼻翼肌
7	面静脉
8	颧大肌
9	面动脉

图8-6　中面部提升的解剖示意图

a. 切开颞浅筋膜　　b. 在颞深筋膜浅面与SMAS之间分离　　c. 提拉颞脂肪垫

4. 颞部解剖结构（图 8-7～图 8-11）

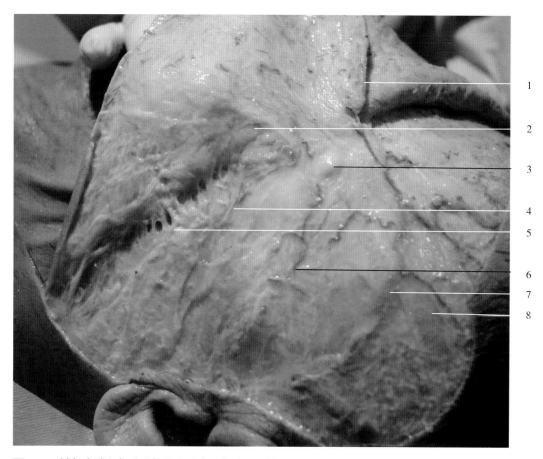

1
2
3
4
5
6
7
8

图 8-7　掀起皮肤和部分眼轮匝肌观察颞部浅层结构

1. 皮肤　2. 掀起的眼轮匝肌眶部　3. 额骨颞突　4. 面神经颞支　5. 颧弓韧带　6. 颧眶动脉　7. 颞浅动脉额支　8. 颞浅筋膜

颞浅筋膜的标志性结构：颞浅动脉。

切开皮肤可见到一层较坚韧致密的含有颞浅动脉的结缔组织结构，证明所在层次为颞浅筋膜。

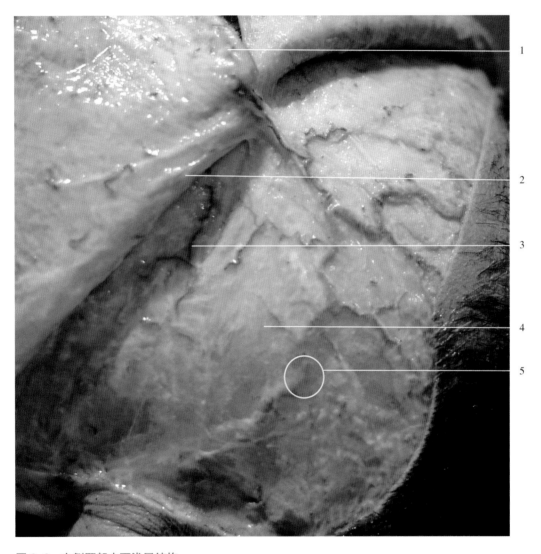

图 8-8　左侧颞部皮下浅层结构

1. 皮肤　2. 眼轮匝肌　3. 颧眶动脉　4. 颞浅筋膜　5. 颞浅动脉额支

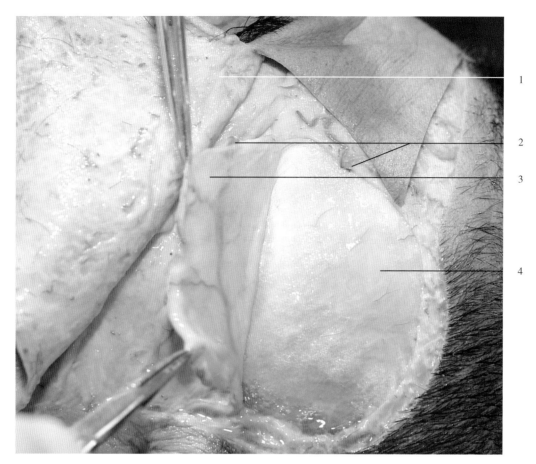

图 8-9　颞浅筋膜

1. 皮肤　2. 颞浅动脉　3. 颞浅筋膜　4. 颞中筋膜

颞中筋膜软滑，手指按到上面可以捻动无色透明的膜。

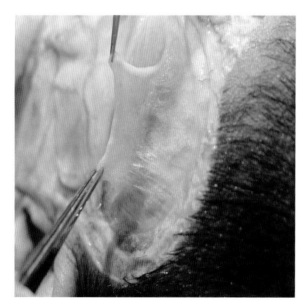

图 8-10　颞中筋膜

做中面部提升时颞浅筋膜切口位置不能太低，以防切断面神经颞支，还要保护好颞浅动脉。

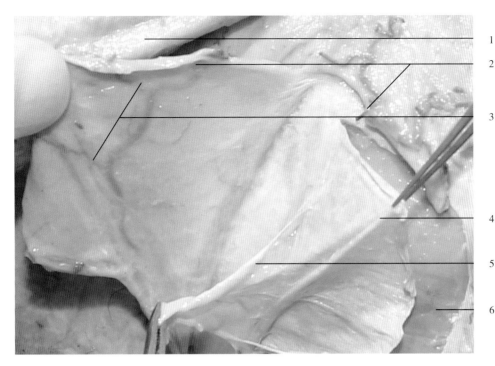

1. 皮肤
2. 颞浅动脉
3. 颞浅筋膜
   切开线
4. 颞深筋膜
5. 颞中筋膜
   固定
6. 颞肌

图 8-11　左侧颞部层次

5. 固定微拉美、锯齿线的位置（图 8-12～图 8-30）

用锯齿线提升中面部时也可把线固定于皮下浅筋膜层。线之间不打结，提升效果略差。

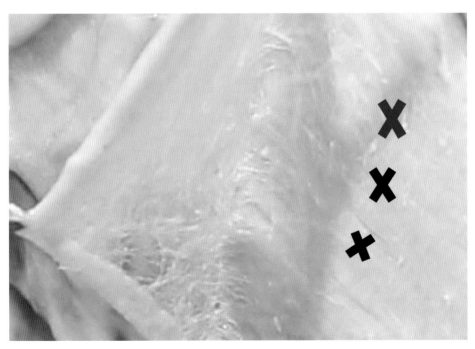

图 8-12　左侧颞深筋膜，固定微拉美或提升线的位置

图 8-13 中的蓝色虚线表示锯齿线或微拉美在 SMAS 下走行，蓝色直箭头表示线材或微拉美穿出 SMAS 到颞脂肪垫上外侧进行锚定提升。

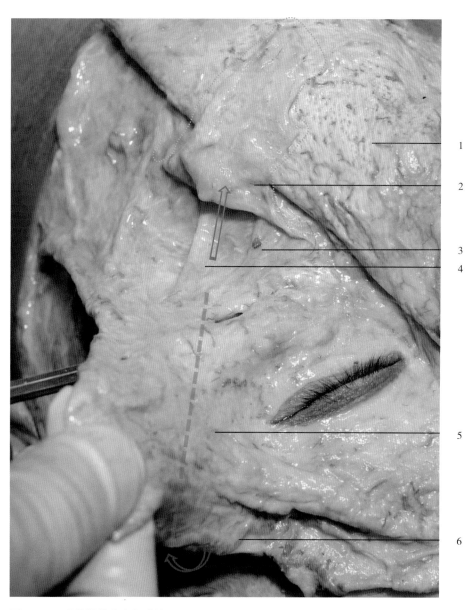

图 8-13　设计微拉美走行路线

1. 皮肤　2. 颞脂肪垫　3. 颧小肌　4. 颧大肌　5. 眼轮匝肌眶部　6. 颞浅动脉额支

图 8-14 中的红圈所示的面神经颞支是需要重点关注的结构，切勿损伤。

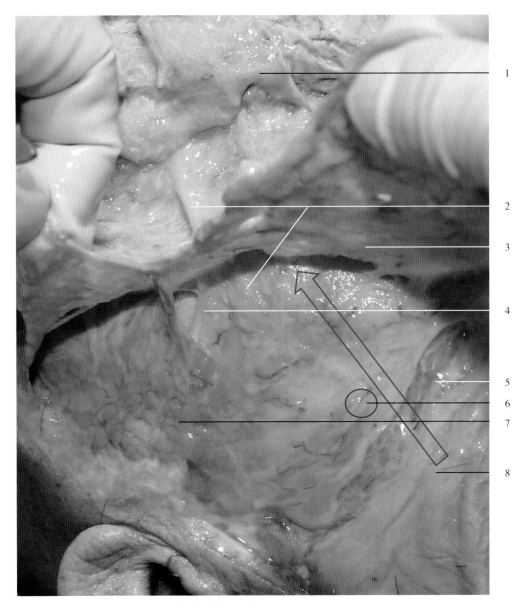

图 8-14 掀起左侧 SMAS 观察微拉美走行路线

1.颧脂肪垫 2.颧大肌 3.SMAS 4.面神经颞支 5.颞浅脂肪垫 6.面神经颞支 7.腮腺 8.颞浅筋膜

图 8-14、图 8-15 中的箭头所示为锯齿线或微拉美的走行路径。与面神经颞支近乎垂直交叉而过。

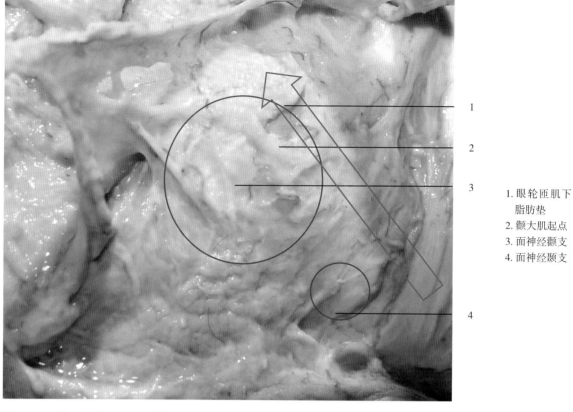

1. 眼轮匝肌下脂肪垫
2. 颧大肌起点
3. 面神经颧支
4. 面神经颞支

图 8-15　掀开左侧 SMAS 观察颧骨表面的结构

在颧大肌上前方有眼轮匝肌下脂肪垫外侧团，上后方有颧面神经，下方有面神经颧支。图 8-16 中的箭头所示为锯齿线或微拉美走行的路径，离颧面神经很近。

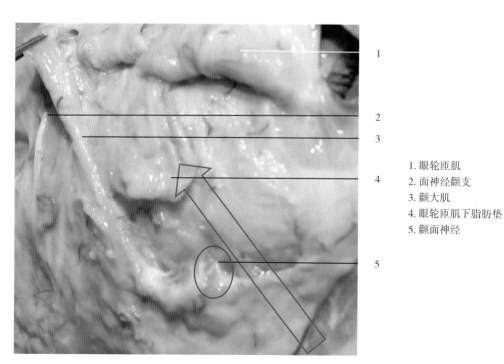

1. 眼轮匝肌
2. 面神经颧支
3. 颧大肌
4. 眼轮匝肌下脂肪垫
5. 颧面神经

图 8-16　掀开左侧眼轮匝肌外侧观察颧骨表面的结构

支配枕额肌额腹和眼轮匝肌的面神经颞支在颞浅深筋膜之间的颞中筋膜内通过，在其上方1cm处有2～3支颧颞血管神经束，近乎垂直颞深筋膜，向浅层穿出（图8-17），这两个结构在此区域需重点关注。

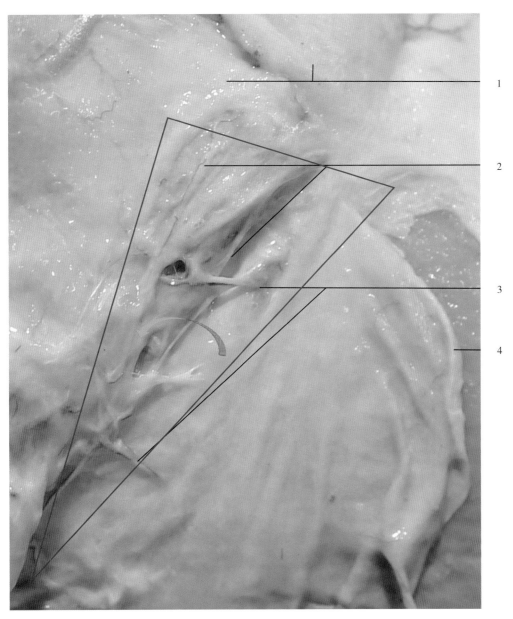

图 8-17　掀起左侧颞浅筋膜（如箭头所示），掀开眼轮匝肌、额肌观察面神经额支

1.掀起的颞浅筋膜、眼轮匝肌　2.面神经颞支　3.颧颞动脉　4.颞深筋膜

图 8-18 中箭头所示是锯齿线或微拉美通过路径，离 3、4 很近，切勿暴力操作。

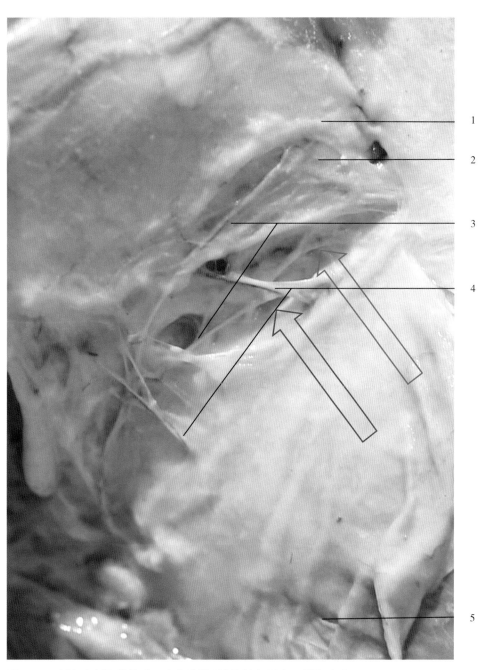

图 8-18　掀起左侧颞浅筋膜、颞中筋膜观察面神经颞支、颧颞动脉

1.颞中筋膜　2.颞浅筋膜　3.面神经颞支　4.颧颞动脉　5.颞深筋膜

对于唇颊沟（鼻唇沟）深的患者，可以通过上提颧脂肪垫来改善唇颊沟（图 8-19）。

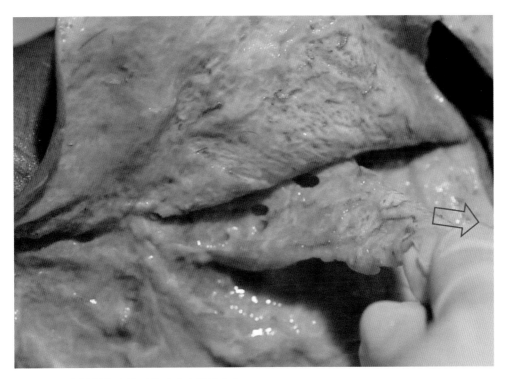

图 8-19　上提颧脂肪垫（箭头为上提方向）

微拉美提升颧脂肪垫的方向（图 8-20 ~ 图 8-22）。

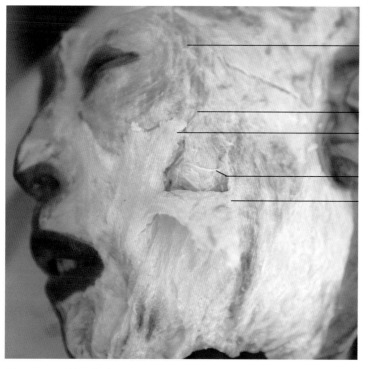

图 8-20　面神经颧支 -1

1. 眼轮匝肌　2. 颧大肌　3. 颧脂肪垫　4. 面神经颧支　5. 颊中部皮下脂肪

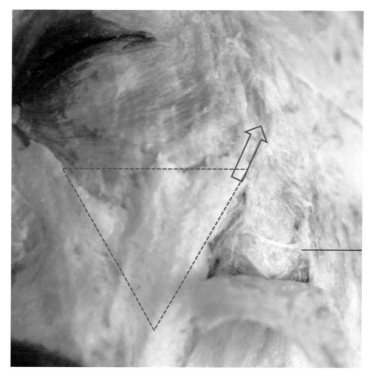

图 8-21　面神经颧支 -2（箭头为提升方向）

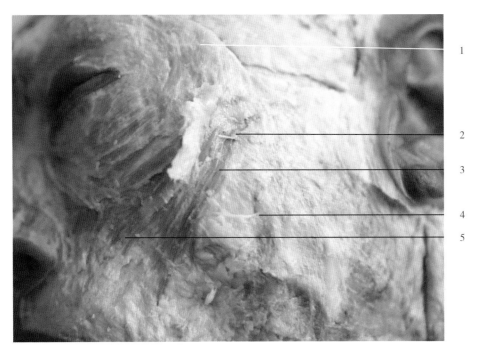

图 8-22　面神经颧支 -3

1. 眼轮匝肌　2、4. 面神经颧支　3. 颧大肌　5. 提上唇肌

　　颧大肌起点前方，眼轮匝肌下有颧面神经从颧骨表面的颧面神经孔穿出，后下方有面神经颧支进入，应注意保护（图 8-23～图 8-25）。

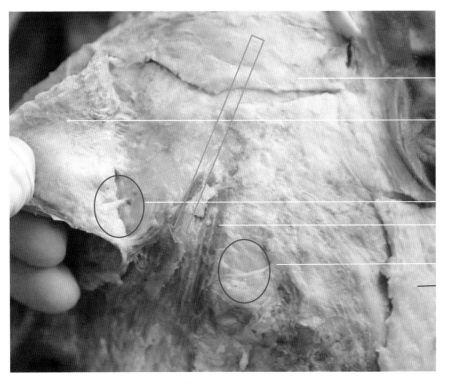

蓝色箭头示微拉美或锯齿线植入位置。

图 8-23　掀起眼轮匝肌观察颧面神经

1. 颞浅筋膜　2. 掀起的眼轮匝肌　3. 颧面神经　4. 颧大肌　5. 面神经颧支　6. 皮下脂肪

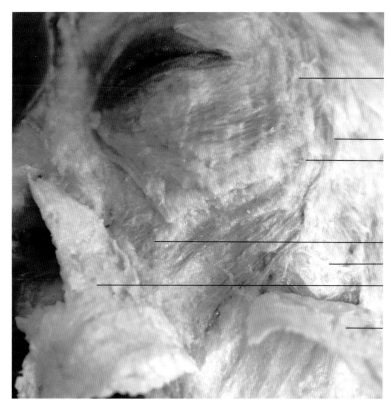

1. 眼轮匝肌
2. 颧大肌
3. 颧小肌
4. 提上唇肌
5. 面神经颧支
6. 颊脂肪垫
7. 颊中部皮下脂肪

图 8-24 掀开颊脂肪垫和面颊中部皮下脂肪观察其下结构

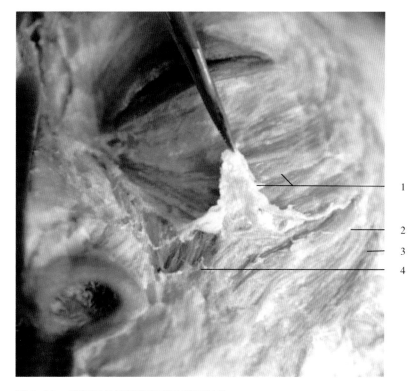

1. 眼轮匝肌
2. 颧小肌
3. 颧大肌
4. 提上唇肌

图 8-25 掀开眼轮匝肌下缘观察其下结构

　　图 8-26 中的箭头所示为进行微拉美提升下面部皮肤松弛的线材植入层次，皮下剥离的位置不超过腮腺前缘是安全的，因为在腮腺范围内面神经是在腺体内穿行的，有腺体保护，过腮腺前缘，面神经走行在 SMAS 下面、咬肌的浅面。如果把微拉美下到超过腮腺前缘的位置又误入 SMAS 下面，伤及面神经的风险将加大。

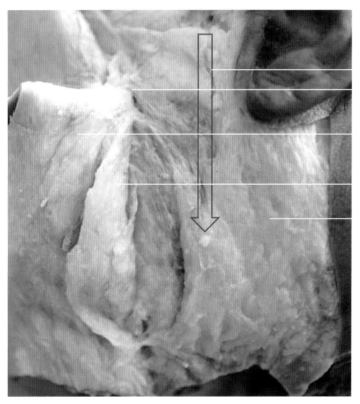

1. 微拉美矫正下面部皮肤松弛皮下
　 剥离的层次
2. 颧弓韧带
3. 皮肤
4. SMAS
5. 脂肪

图 8-26　用微拉美提升下面部（左侧）皮肤松弛时皮下剥离的层次（如箭头所示）

靠近嘴角区域埋置的锯齿线如果向下穿透皮下脂肪层会挂到位于其下的笑肌（图 8-27 中圆圈所示），影响笑容（图 8-27）。

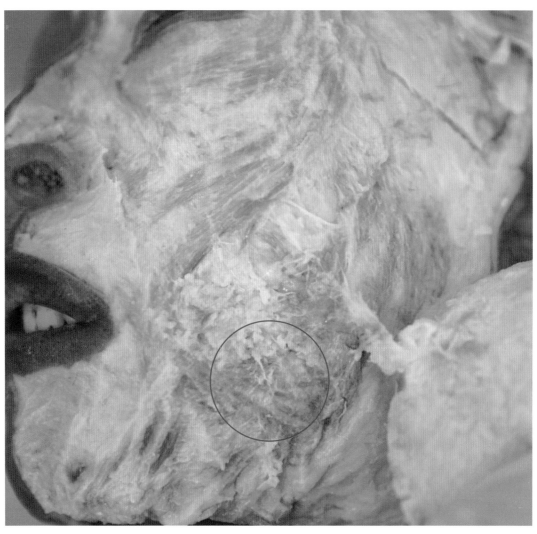

图 8-27　笑肌

治疗侧面部松弛时应在 SMAS 浅层埋线，如果埋线位置在 SMAS 以下的深层，有伤及面神经、腮腺导管或咬肌的可能（图 8-28 ~ 图 8-30）。

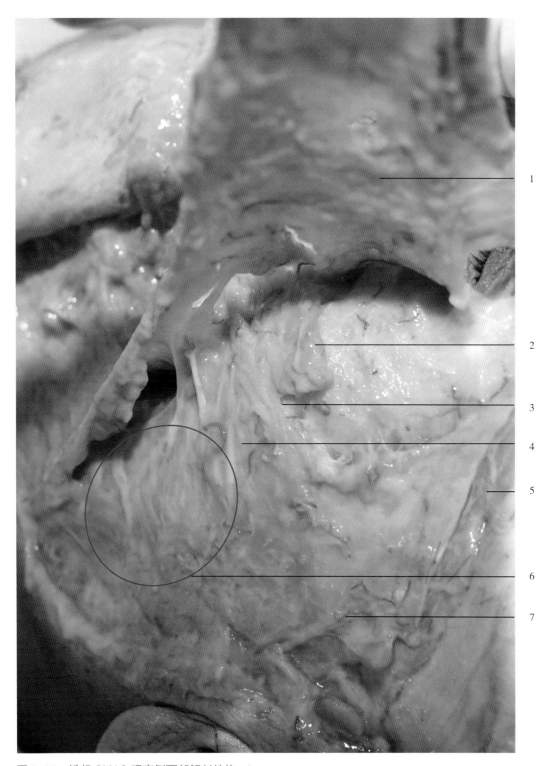

图 8-28　掀起 SMAS 观察侧面部解剖结构 -1

1.SMAS　2.眼轮匝肌下脂肪垫外侧团　3.颧大肌起点　4.面神经颧支　5.颞浅脂肪垫　6.腮腺　7.面神经颞支

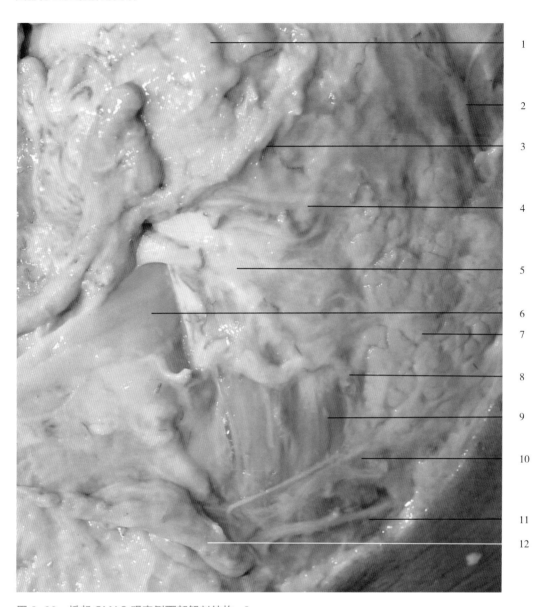

图 8-29　掀起 SMAS 观察侧面部解剖结构 -2

1. 眼轮匝肌下脂肪垫　2. 面神经颞支　3. 颧大肌　4. 面神经颧支　5. 腮腺导管　6. 颊脂肪垫颊突　7. 腮腺　8. 面神经上颊支　9. 咬肌　10. 面神经下颊支　11. 面神经下颌缘支　12. SMAS

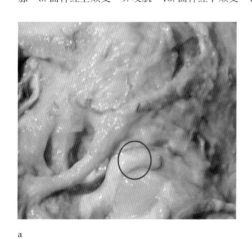

a

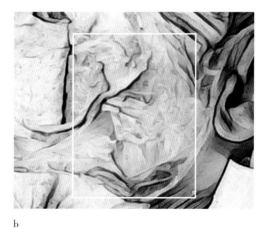

b

图 8-30　a、b 腮腺导管

6. 中面部锯齿线提升分层解剖图解（图8-31～图8-40）

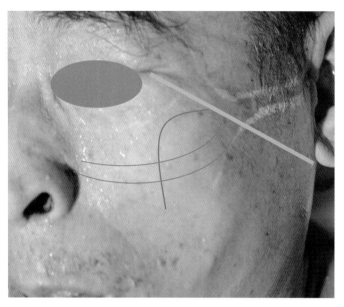

图 8-31　增加中面部容积的埋线设计

绿色直线：是耳垂到外眼角的连线　　白色线：是颧弓的体表投影　　蓝色线：是设计埋线的标记

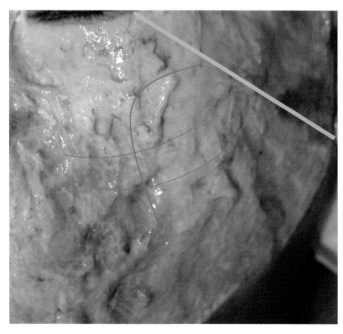

图 8-32　增加中面部容积的埋线设计线材放置层次

线材放置层次为皮下浅筋膜层

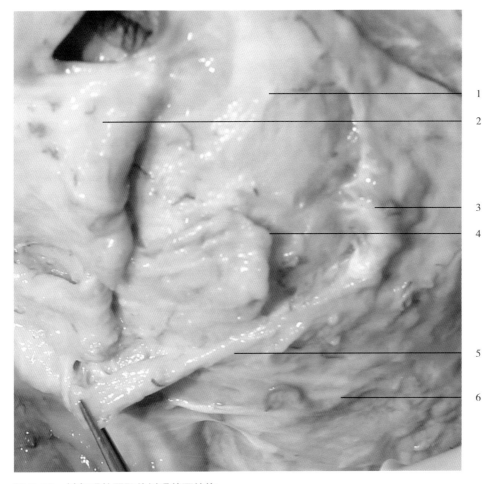

图 8-33　掀起眼轮匝肌外侧观其下结构

1. 颧骨　2. 掀起的眼轮匝肌　3. 颧面神经　4. 眼轮匝肌下脂肪垫　5. 颧大肌　6. 面神经颧支

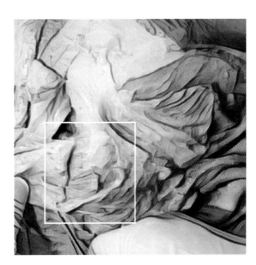

图 8-34　眼轮匝肌下结构局部

笔者做中面部提升时常在高于颧骨皮肤韧带的位置埋线。如果线穿过眼轮匝肌下缘的颧皮韧带，提升时线通过韧带会牵拉皮肤，加深颊中沟（图 8-6）。

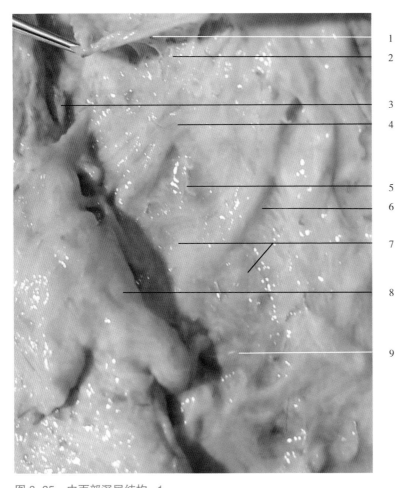

图 8-35　中面部深层结构 –1

1. 眼轮匝肌下缘　2. 颧皮韧带　3. 内眦动脉　4. 提上唇肌　5. 眶下神经　6. 颧大肌　7. 中面部深层脂肪　8. 颧脂肪垫　9. 面动脉

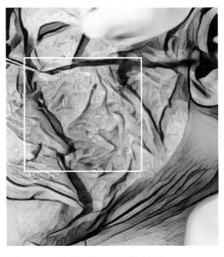

图 8-36　中面部深层结构局部 –1

如图 8-37 中蓝色圆圈所示，颧脂肪垫下、提上唇肌表面有面神经颧支通过。如果在此层面暴力穿线有损伤其面神经颧支的可能。

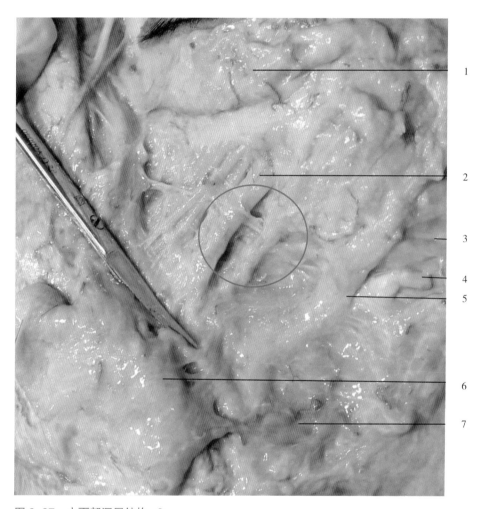

图 8-37 中面部深层结构 -2

1. 眼轮匝肌 2. 提上唇肌 3. 面神经颧支 4. 腮腺导管 5. 颧大肌 6. 颧脂肪垫 7. 面动脉

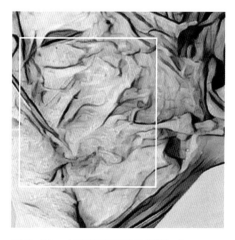

图 8-38 中面部深层结构局部 -2

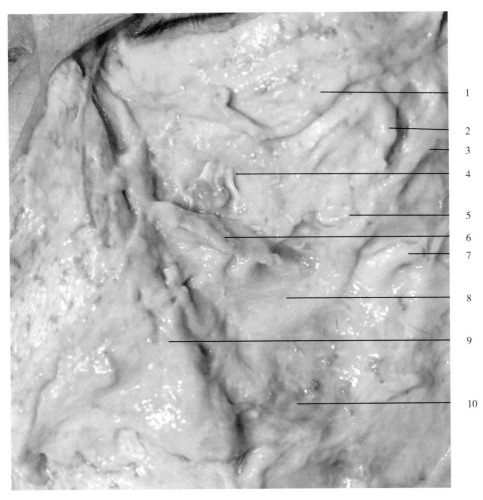

图 8-39　中面部深层结构 -3

1. 眼轮匝肌　2. 眼轮匝肌下脂肪垫　3. 颧大肌　4. 眶下神经　5. 面神经颧支　6. 提上唇肌　7. 腮腺导管　8. 中面部深层脂肪　9. 颊脂肪垫　10. 面动脉

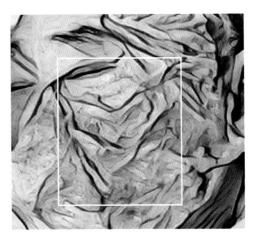

图 8-40　中面部深层结构局部 -3

7. 眉部锯齿线提升相关解剖（图 8-41～图 8-49）

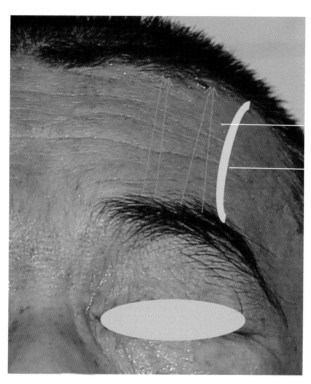

图 8-41 锯齿线提眉设计图 -1

1. 设计画线 2. 颞上隔的位置

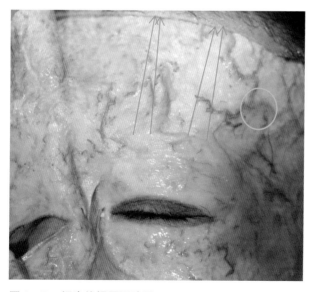

图 8-42 锯齿线提眉设计图 -2

线放置于皮下，注意皮下的颞浅动脉额支（绿色圆环区域）

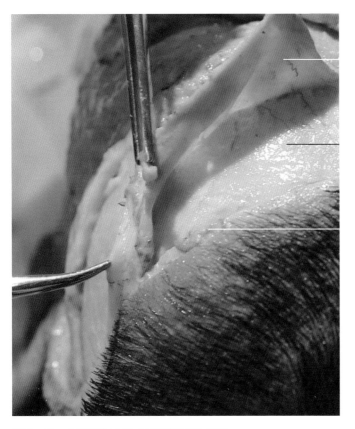

图 8-43　去除额部皮肤上面观额颞交界处

1. 额肌　2. 额骨　3. 颞浅动脉额支

如果线放置得过深，线会挂到颞上隔（图 8-44 中圆圈所示位置），拉不动眉毛，导致提升失败。

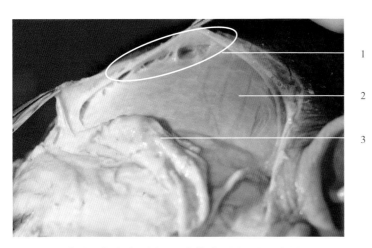

图 8-44　去除颞部皮肤，掀开颞浅筋膜，侧面观颞上隔

1. 颞上隔　2. 颞深筋膜　3. 颞浅筋膜

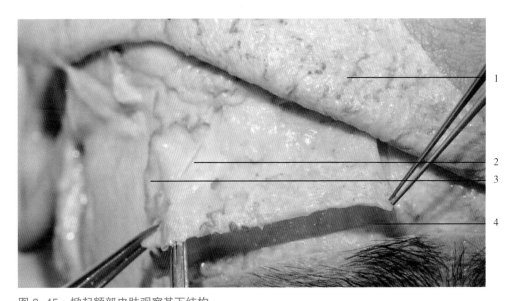

图 8-45　掀起额部皮肤观察其下结构

1. 皮肤　2. 眶上神经深支　3. 颞浅动脉额支　4. 骨膜

如果线放置在皮下，在眉毛外侧上方出现血肿，伤到颞浅动脉额支的可能性较大。如果线放置到额肌下，有伤到眶上神经深支的可能。

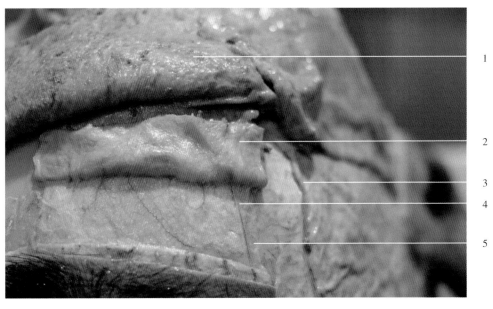

图 8-46　框上神经骨膜支

1. 皮肤　2. 枕额肌额腹　3. 颞浅筋膜　4. 眶上神经深支　5. 骨膜

如果在提眉时，眉缘埋线的位置接近骨面，线会挂住帽状腱膜深层在眶上缘的附着，使锯齿线上提眉毛失败。

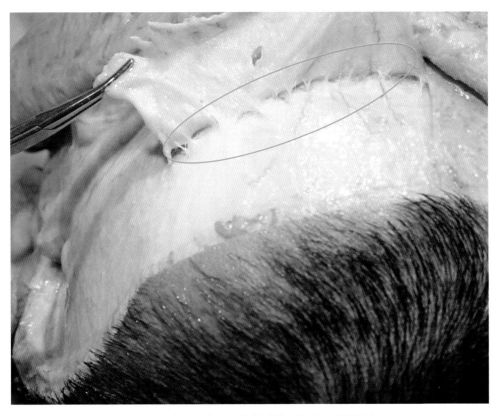

图 8-47 掀起额肌观察帽状腱膜深层在眶上缘的附着（绿色实线圈内）

如果想得到较好的额颞部提升效果需要将颞上隔（图 8-48 中画圈处）剥离。

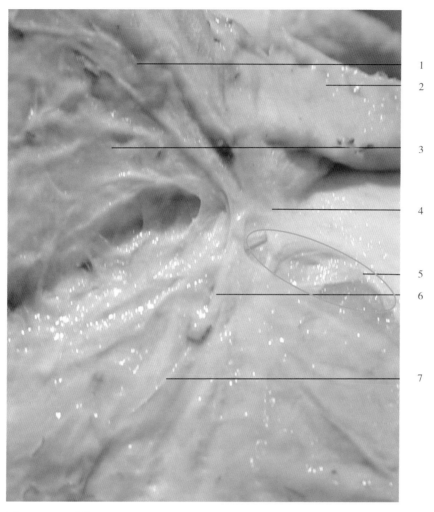

图 8-48　眶附着

1、7. 面神经颞支　2. 枕额肌额腹　3. 颞浅筋膜　4. 眶韧带　5. 颞上隔起点　6. 颞下隔

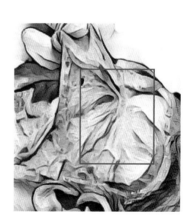

图 8-49　眶附着局部

面部分区注射解剖图谱

第九章
案例分享

1. 面部凹陷——面部自体脂肪颗粒注射术案例（案例1）

治疗方案：面部自体脂肪颗粒注射术，注入自体脂肪颗粒 40mL。

每个医师对面部凹陷的分析和设计方法都不一样，我习惯用：$\square$ +T+V（男患者参考近似长方形面部轮廓线，女患者参考鹅蛋形面部轮廓线 $\bigcirc$ +T+V）。

术前分析：先画面部轮廓参考线如图 9-1 所示，再画 T、V 线，这个患者颞部、面颊凹陷，上睑窝凹陷，中面部凹陷，下颏较尖。从三庭五眼的比例来看，额部稍短。

侧面看：额头短，下颏微后退。颞部、颊中沟、面颊部、鼻基底凹陷明显。需要通过填充来变得饱满些（图 9-2）。

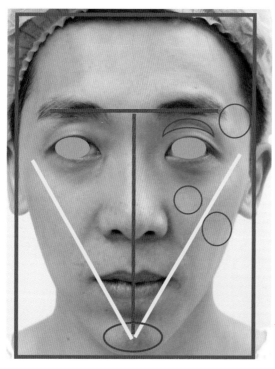

图 9-1　术前分析 -1

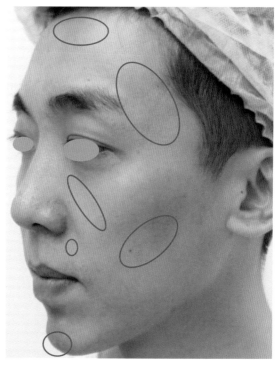

图 9-2　术前分析 -2

术前画线方法（图9-3～图9-5）：

（1）嘱患者做咀嚼动作，在颞肌起点边缘先标出额颞交界区。

（2）再标出颧弓的位置，然后根据需要标记填充的位置。必要时将注射区内的重要解剖结构做一下标记，做到心中有数就可以手术了。

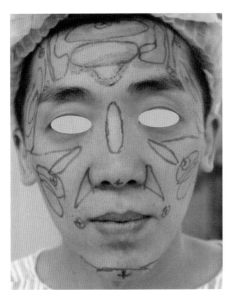

图9-3　术前标记-1

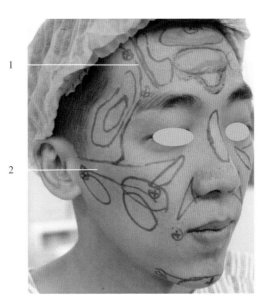

图9-4　术前标记-2

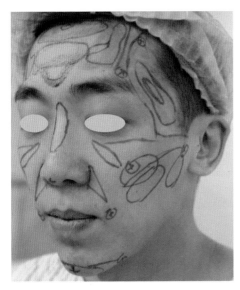

图9-5　术前标记-3

术前、术后照片对比（图 9-6 ~ 图 9-15）

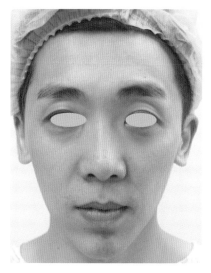

图 9-6　术前正面观

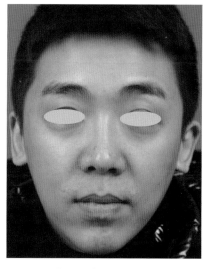

图 9-7　术后 6 个月正面观

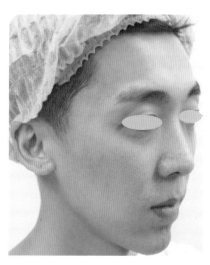

图 9-8　术前 45° 右侧观

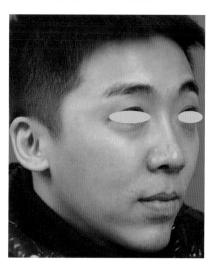

图 9-9　术后 6 个月 45° 右侧观

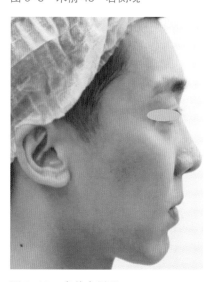

图 9-10　术前右侧观

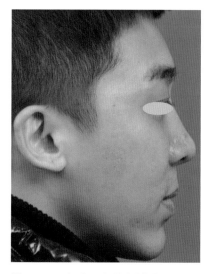

图 9-11　术后 6 个月右侧观

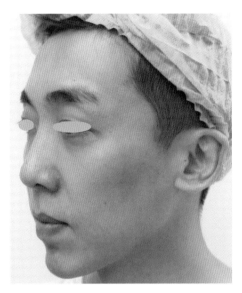

图 9-12 术前 45° 左侧观

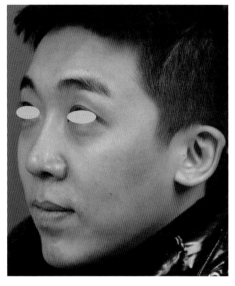

图 9-13 术后 6 个月 45° 左侧观

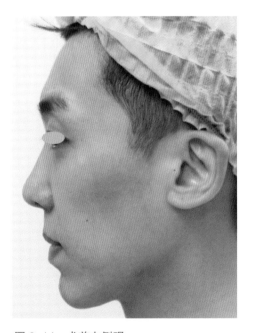

图 9-14 术前左侧观

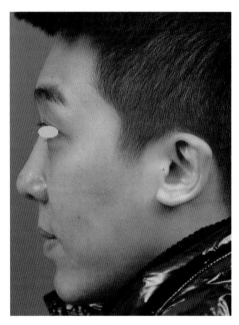

图 9-15 术后 6 个月左侧观

2. 面部老化——线雕加玻尿酸联合治疗案例（案例2）

治疗方案：①做中下面部提升（用19G的100mm的PPDO锯齿线，每侧脸下6根线，两两一组打结）；②泪沟、睑颧沟、颊中沟、唇颊沟填充（玻尿酸用量4mL）；③唇颊沟、颏颊沟处真皮内放置平滑线（20根29G的38mm的PPDO锯齿线）。

操作要点：

注射层次：注释①眼轮匝肌深层，骨膜浅面注射；注释②眼轮匝肌深层与提上唇肌之间注射，此处勿损伤面静脉；注释③骨膜浅面注射，此处勿损伤面动脉；注释④真皮深层放置细的平滑线；注释⑤、注释⑥将较粗的锯齿线放置于皮下深层，SMAS浅面，勿伤及深层腮腺、面神经及咬肌；注释⑦放置在颞浅筋膜和眼轮匝肌深面或浅面，勿伤及面神经颞支（图9-16~图9-23）。

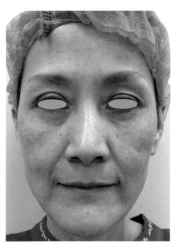

图9-16 术前正面观

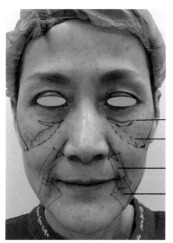

1.脸颧沟
2.颊中沟
3.唇颊沟
4.颏颊沟

图9-17 术前画线正面观

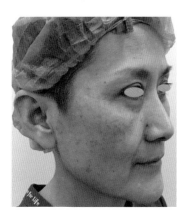

图9-18 术前45°右侧观

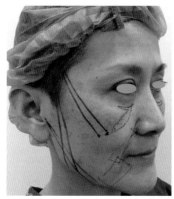

图9-19 术前45°右侧观画线

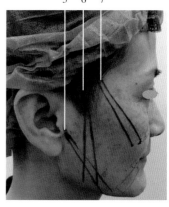

5 6 7

图9-20 术前右侧观画线

5、6.面颊部松弛皮肤提升设计线

7.颞脂肪垫提升设计线

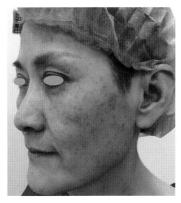

图 9-21　术前 45° 左侧观

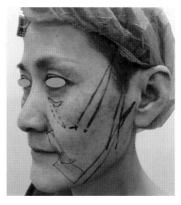

图 9-22　术前 45° 左侧观画线

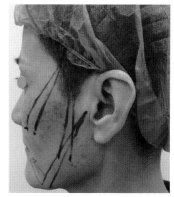

图 9-23　术前左侧观画线

麻醉：0.5% 的利多卡因（内含浓度 1∶20 万的肾上腺素）局部浸润麻醉，笔者习惯用锯齿线自带的钝针做注水针行皮下肿胀麻醉（图 9-24 ~ 图 9-26）。

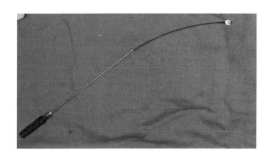

图 9-24　取出锯齿线，做注水针用

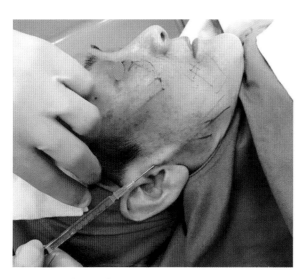

图 9-25　肿胀麻醉

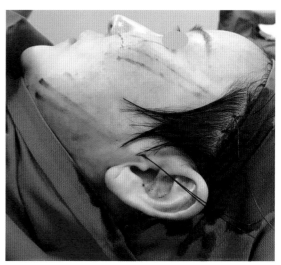

图 9-26　将锯齿线放到准确的层次

术前、术后照片对比（图 9-27~图 9-36）

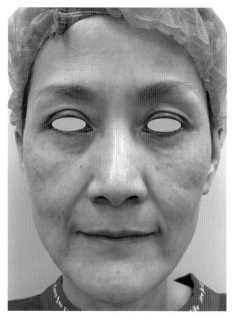

图 9-27　术前正面观

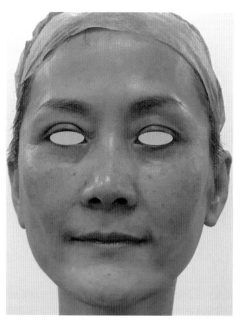

图 9-28　术后正面观即刻

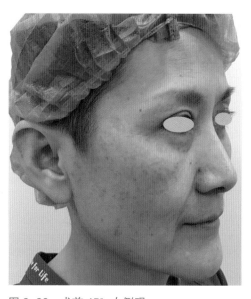

图 9-29　术前 45° 右侧观

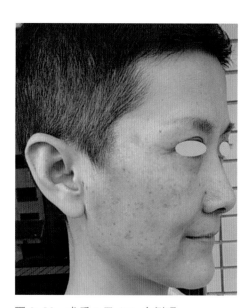

图 9-30　术后 5 天 45° 右侧观

　　有的医师担心过颧弓的线会让颧弓突起，使面部加宽，只要颧弓不是特别突出的人，笔者通常选跨颧弓下线，2 周左右消肿后的颧弓突度都可以接受。

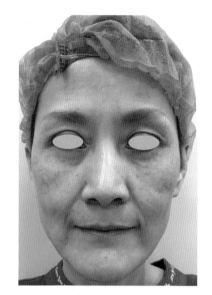

图 9-31　术前正面观

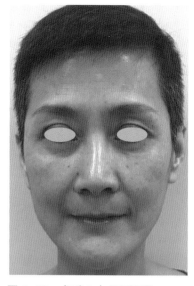

图 9-32　术后 3 个月正面观

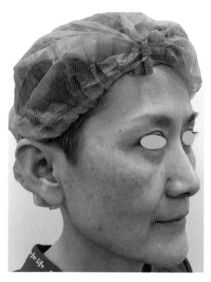

图 9-33　术前 45° 右侧观

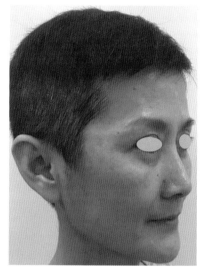

图 9-34　术后 3 个月 45° 右侧观

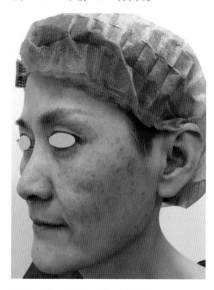

图 9-35　术前 45° 左侧观

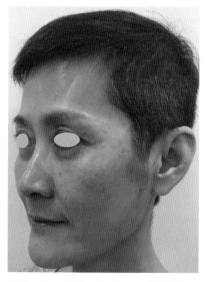

图 9-36　术后 3 个月 45° 左侧观

3. 面部老化——线雕加自体脂肪颗粒注射联合治疗案例（案例3）

治疗方案：中下面部锯齿线（12根，19G、100mm）提升，面部自体脂肪颗粒注射术（自体脂肪颗粒用量为40mL）。

术前标记画线方法：下图第1组线的目的是提升颧脂肪垫。下图第2组、第3组线的目的是提升下面部松弛的皮肤，使面颈界线清晰，使下颌缘的皮肤由松弛的曲线变成紧绷的直线（图9-37～图9-42）。

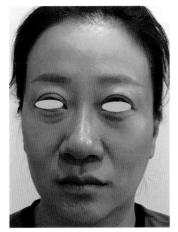
图9-37 术前正面观

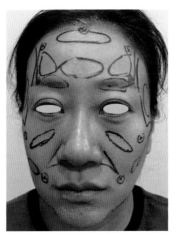
图9-38 术前画线正面观

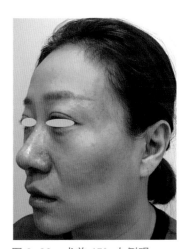
图9-39 术前45°左侧观

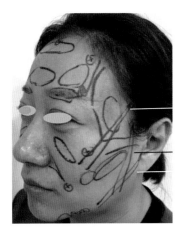
图9-40 术前画线45°左侧观

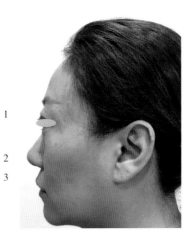
图9-41 术前左侧观

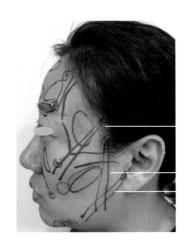
图9-42 术前画线左侧观

1. 提升颧脂肪的线
2、3. 提升面颊部皮肤松垂的线

术前、术后照片对比（图 9-43～图 9-46）

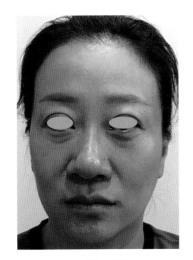

图 9-43 术前正面观

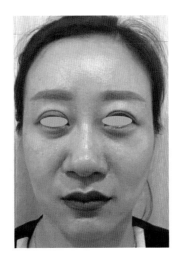

图 9-44 术后 6 个月正面观

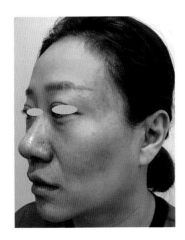

图 9-45 术前 45° 左侧观

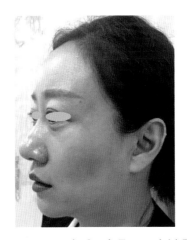

图 9-46 术后 6 个月 45° 左侧观

4. 眼周老化——上睑皮肤松弛矫正术 + 下睑皮肤松弛矫正术 + 睑颧沟 + 颊中沟 5mL 自体脂肪颗粒注射术（案例 4）

眼周老化除常见的上下皮肤松弛之外，还会出现睑颧沟、颊中沟凹陷，这时需要做上、下睑皮肤松弛矫正术，同时做睑颧沟、颊中沟自体脂肪颗粒注射术，补充容量，使眼周呈现年轻化外观。

注射层次为与凹陷相对应的皮下颧脂肪垫和眼轮匝肌下脂肪团及骨膜浅面（图 9-47 ~ 图 9-49）。

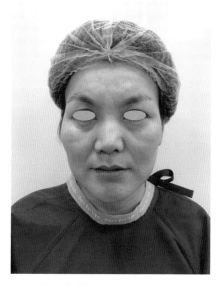
图 9-47　术前

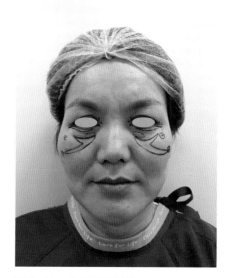
图 9-48　术前设计画线

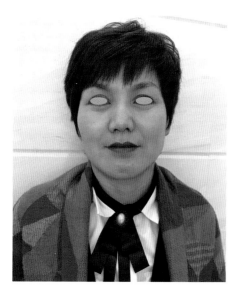
图 9-49　术后 1 年

5. 滑车上动脉、面动脉栓塞案例（案例5）

　　病史：患者3天前在外院做额部、唇颊沟部注射玻尿酸后出现左侧滑车上动脉和面动脉及其分支栓塞。今来笔者所在医院治疗，眼科检查未见异常。诊断：左侧滑车上动脉栓塞，左侧面动脉及其分支动脉（左侧侧鼻动脉、左侧上唇动脉）栓塞。

　　患者左侧面部主要的血管：滑车上动脉（源自颈内动脉系统），面动脉（源自颈外动脉系统）及其属支（上唇动脉、侧鼻动脉、内眦动脉）都栓塞了。所以上次治疗至少有两次血管内注射：一次是注入到了左侧滑车上动脉内，另一次是注入到了左侧面动脉的主干或属支内（图9-52）。

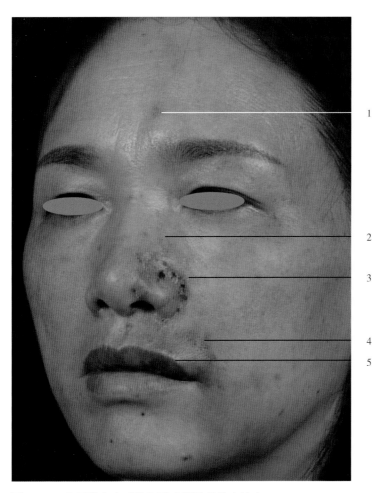

1. 滑车上动脉栓塞
2. 内眦动脉栓塞
3. 侧鼻动脉栓塞
4. 面动脉栓塞
5. 上唇动脉栓塞

图9-52　左侧滑车上动脉和面动脉及其分支栓塞

　　靠近眉头侧的纵纹用玻尿酸填充时应该谨慎（图9-53、图9-54）。本案例玻尿酸被错误地注射到了滑车上动脉。幸好注射物没有逆流进入眼动脉，否则严重者会失明。

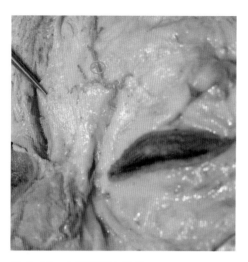

图 9-53　左侧滑车上动脉

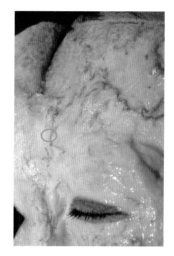

图 9-54　见左侧滑车上动脉位于皮下

遗憾的是本案例玻尿酸又被错误地注射在面动脉内后，玻尿酸可能是顺血流方向移动，也可能是逆流移动，玻尿酸栓塞在上唇动脉和侧鼻动脉，引起了左侧鼻翼部和左侧上唇部的血运障碍，使左侧鼻翼部皮肤缺血坏死（图 9-55）。

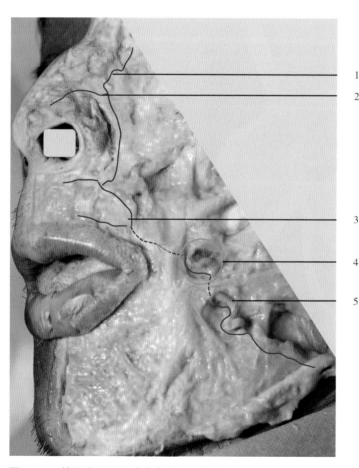

1. 内眦动脉
2. 侧鼻动脉
3. 上唇动脉
4. 可能的玻尿酸注入点
5. 面动脉

图 9-55　栓子在左侧面动脉内的运行轨迹

外鼻的主要血管位于 SMAS 层，其上有浅筋膜和皮肤，因为浅筋膜层比较薄，皮下注射时要特别谨慎，尤其是在鼻面沟处、鼻背外侧等部位（图 9-56、图 9-57）。

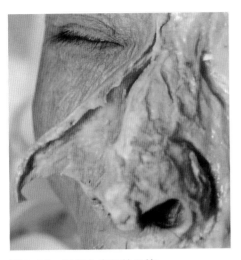

图 9-56 SMAS 表面的血管

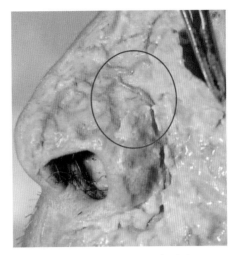

图 9-57 掀起浅筋膜观察侧鼻动脉

这个患者虽然在注射栓塞后第 3 天进行了积极的治疗，但因为错过了最佳的治疗时机，在左侧鼻翼部会留下瘢痕，后期需要跟进治疗（图 9-58）。

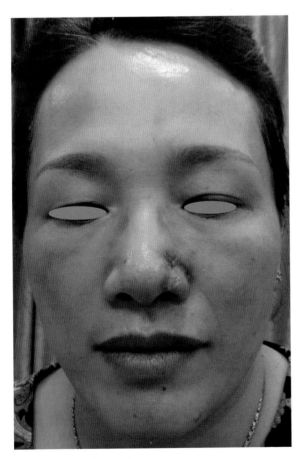

图 9-58 栓塞后 21 天

每当遇到这样的患者，作者心里难免有些伤感。希望通过本书的学习减少栓塞等并发症的发生，让我们的注射美容治疗变得轻松、安全、快乐、美丽。

参考文献

[1] 黄威，刘晓燕，佟晓杰等．颧脂肪垫的解剖研究 [J]．第四军医大学学报，2006，27（15）：1411-1414．

[2] 魏峰，高景恒，张晨．面部支持系统：皮下脂肪室间隔界限的组织学评价 [J]．中国美容整形外科杂志，2011，22（1）：S3-S7．

[3] 吴晓勇，熊猛．面动脉及其分支的解剖研究及临床价值 [J]．中国美容医学，2013，22（5）：523-525．

[4] 文军慧，卢范，季正伦等．皱眉肌与降眉间肌的形态及其与血管神经的关系 [J]．中国临床解剖学杂志，2000，18（2）：137-139．

[5] Sherrell J.Aston,Douglas S.Steinbrech,Jennifer I.Walden．美容整形外科学 [M]．李健宁，代金荣，仇侃敏，译．北京：北京大学医学出版社，2015．

[6] Susan Standring．格氏解剖学 [M]．徐渊群，译．北京：北京大学医学出版社，2008．

[7] 张朝佑．人体解剖学：上册 [M]．2 版．北京：人民卫生出版社，1998．

[8] 王炜．整形外科学：下册 [M]．杭州：浙江科学技术出版社，2007．

[9] Joel E. Pessa，FSCS Rod J. Rohrich，MD.Facial Topography Clinical Anatomy of the Face[M]. Louisi: Facs Quallty Medical Publishing，2012.

[10] Foad Nahai・Renato Saltz. 内镜整形手术学 [M].陈育哲，余力译．北京：人民军医出版社，2011.

好书推荐

韩国注射美容技术：
肉毒素及透明质酸注射（即将出版）

定价：368.00 元

编著：（韩）李秀根

主译：金光龙　韩基虎

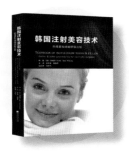

美容美塑图谱
活性物质、剂量、用法

定价：198.00 元

主编：（德）格哈德·萨特尔

主译：田艳丽　付　骏

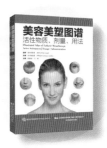

眼整形秘籍·全 2 册

定价：468.00 元

主编：曹思佳

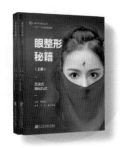

微整形注射解剖学

定价：198.00 元

主编：（韩）金熙真　（韩）徐丘一
　　　（韩）李洪基等

主译：王琳琳　曹思佳

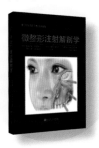

微整形注射并发症·续集

定价：97.00 元

主编：曹思佳

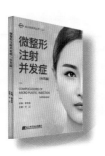

埋线提升与抗衰老 操作手册

定价：138.00 元

主编：（韩）申汶锡

主译：张陈文　孙玮骏

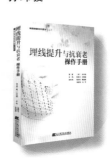

微整形注射并发症

定价：268.00 元

主编：曹思佳　张建文

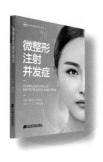

马医生整形课堂

定价：138.00 元

主编：马晓飞

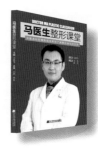

鼻整形修复与重建
手术操作及实例演示

定价：228.00 元

主编：（德）汉斯·贝雷博姆

主译：何栋良

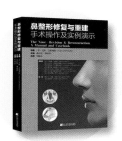

激光美容与皮肤年轻化
抗衰老方案

定价：198.00 元

主编：（美）威廉姆·H. 特鲁斯威尔

主译：加晓东　柴　宇

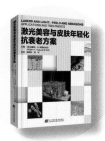

韩式半永久化妆术
（带您了解半永久化妆术的奥秘）

定价：98.00 元

主编：（韩）郑美英

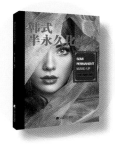

超导密码
超声引导下的化学去神经疗法

定价：298.00 元

主编：（美）凯瑟琳·伊. 阿尔塔（Katharine E. Alter）

　　　（美）马克·哈利特（Mark Hallet）

　　　（美）芭芭拉·卡普（Barbara Karp）

　　　（美）科德林·伦古（Codrin Lungu）

主译：朱先理　许立龙　吴　涛

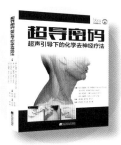

辽宁科学技术出版社简介

辽宁科学技术出版社有限责任公司隶属于北方联合出版传媒（集团）股份有限公司，成立于 1982 年，是一家建社时间较长、整体实力较强的综合性科技出版社。主要出版医学、建筑设计、工业技术、大众生活、经济管理等门类的图书。

医学图书中心是辽宁科学技术出版社的支柱部门，着重于最新、最前沿的医学专业图书的编辑及引进，2005 年出版了郑东学的《现代韩国鼻整形术》，开辟了国内引进韩国整形美容新技术的先河，近几年又陆续出版了《面部分区解剖图谱：手术原理与整形实践》《玻尿酸注射手册》《埋线提升及抗衰老操作手册》《超导密码：超声引导下的化学去神经疗法》《微整形注射并发症》《鼻整形修复与重建》《激光美容与皮肤年轻化抗衰老方案》《美容美塑图谱》《眼整形秘籍》等在行业内有一定影响力的新书。

我们欢迎喜欢自己的专业、喜欢图书的专家学者来投稿，将您的技术、您的经验、您的学识分享给广大读者，为中国医美行业的发展尽一分力。

投稿 ✉ : lingmin19@163.com

投稿 ☎ : 13516006392

投稿 🐧 : 864692079

投稿 📧 : angelling78